Gundula Barsch

Drogen und soziale Praxis

Teil 1:
Menschenbilder
akzeptierender Drogenarbeit und wie sie sich in Grundbegriffen wiederfinden

Eine Einführung für Sozialarbeiter, Lehrer, Erzieher, Eltern, Politiker und alle, die mit Drogenthemen konfrontiert sind

Gundula Barsch

Drogen und soziale Praxis

Teil 1:
Menschenbilder akzeptierender Drogenarbeit und wie sie sich in Grundbegriffen wiederfinden

Ein Lehrbuch für Sozialarbeiter, Lehrer, Erzieher, Eltern, Politiker und alle, die mit Drogenthemen konfrontiert sind

Engelsdorfer Verlag
2010

Bibliografische Information durch die Nationalbibliothek:
Die Deutsche Nationalbibliothek verzeichnet diese Publikation in der Deutschen Nationalbibliografie; detaillierte bibliografische Daten sind im Internet über **http://dnb.d-nb.de** abrufbar

ISBN 978-3-86268-062-7
Erste Auflage

Printed in Leipzig, Germany (EU)

Vorwort

Dieses Buch wendet sich an diejenigen, die mit Fragen rund um den Konsum psycho-aktiver Substanzen konfrontiert sind und nicht weiterkommen, wenn jeglicher Konsum von „Drogen“ problematisiert und Abstinenz als einziger Umgang mit sogenannten „Suchtgiften“ propagiert werden. Dabei sind die aufgeworfenen Fragen der von mir gewünschten Leserschaft so unterschiedlich, wie der Alltag von Jugendlichen und ihren Eltern ist und so verschieden, wie sich die Arbeit von Lehrern, Erziehern, Sozialarbeitern und politisch Engagierten gestaltet. Über die Unterschiede der Themen hinweg, die die Leser jeweils bewegen, soll sich dieses Buch an alle wenden, die sich um eine differenzierte Sicht bemühen.

Die Praxis der Aus- und Weiterbildung unterstreicht bis heute, dass eine ideologiefreie Diskussion von Drogenthemen mit einer Auseinandersetzung um grundlegende Begriffe beginnen muss. Es erstaunt, wie hartnäckig und selbstverständlich an einem diffusen Alltagswissen rund um „Drogen“ und „Sucht“ festgehalten wird. Dies oft im festen *Glauben* zu wissen, wovon die Rede ist. Angesichts eines oft schwer erschütterbaren Vorwissens wundert es nicht, dass Kenntnisse und Fakten, die auch im Zuge akzeptierender Drogenforschung und Drogenarbeit entstanden und seit Jahrzehnten bekannt sind, bei einem Einstieg in das Thema oft Irritationen und Verunsicherung auslösen.

Dieses Buch ist dem Anspruch verpflichtet, wesentliche Grundbegriffe und Themen, die sich rund um den Konsum psycho-aktiver Substanzen ranken, vor dem Hintergrund wichtiger Leitideen akzeptierender Drogenarbeit und dem Bemühen um eine rationale Drogenpolitik darzustellen und überblicksartig zu beleuchten.
Fast zu allen angesprochenen Fragen kann auf weiterführende Literatur verwiesen werden, in der sich einzelnen Facetten umfassender genähert und die Vielschichtigkeit von Aussagen beleuchtet wird. Der in seinem Interesse entfachte Leser findet deshalb am Ende eines jeden Kapitels Hinweise, die ihm den Einstieg in ein vertiefendes Studium erleichtern. Es kostete viel Mühe, in den einzelnen Kapiteln diesen höchst interessanten und aufschlussreichen Pfaden nicht zu folgen. Das Anliegen, eine prägnante allgemeine Einführung in dieses Thema zu bieten, hat jedoch immer wieder zu einem Verzicht ermutigt.

Dieser Nachteil wird aufgehoben durch die Aussicht, ein Buch vor sich zu haben, das sich für die Aus- und Weiterbildung von Menschen anbietet, die regelmäßig mit Drogenthemen konfrontiert sind. Dazu gehören nicht nur Studierende der Sozialarbeit und Sozialpädagogik, für die dieses Buch eine Hilfe sein kann, in ihren Berufsfeldern viele Themen anders zu durchdenken. Auch bei Diskussionen mit Eltern, Lehrern, Schulsozialarbeitern, Erziehern und politisch Engagierten wurde immer wieder deutlich, dass in diesen Gruppen ein großes Interesse besteht, sich mit neuen Sichtweisen auseinanderzusetzen, die bisherigen Denk- und Herangehensweisen dabei kritisch zu prüfen und Bewegung zu bringen in die oft als widersprüchlich, uneffektiv und nebenwirkungsreich erlebte Praxis. Auch diesen Mitstreitern soll das vorliegende Buch Anregung, Hilfe und Bestärkung sein.

Oktober 2010
Gundula Barsch

1 Grundgedanken einer akzeptierenden Drogentheorie und Drogenpraxis

1.1 Warum immer alles mit Begriffen beginnt

In Berufsfeldern, in denen die hier Engagierten (u. a. Sozialarbeiter, Lehrer, Erzieher, Politiker, Eltern, Jugendliche) auch mit Drogenkonsum und der Notwendigkeit eines Reagierens konfrontiert werden, macht sich oft das Gefühl breit, sich nicht mit theoretischem „Vorgeplänkel“ aufhalten zu können. Gerufen wird vielmehr nach einer fertigen Mixtur geeigneter Problemlösungsmöglichkeiten und Hilfen. Wird diesem Drängen vorschnell nachgegeben, kann dies gerade beim Drogenthema erhebliche Konsequenzen haben: In der Unbedachtheit vergleichbar als würde man sich auf den Weg machen, ohne zu wissen, welche Schuhe man für die Strecke braucht – ob es angesichts der zu erwartenden Felsen eher Kletterschuhe und entsprechende Seilschaften sein müssen, ob man wegen des hohen Schnees eher mit Ski starten oder wegen der zu durchquerenden Wildnis zumindest Messer und Axt dabei haben sollte.

Vom Glauben zum Wissen

Zum Drogenthema gibt es erstaunlich selbstverständlich vorgetragene Überzeugungen, zu wissen, was mit bestimmten Begriffen gemeint ist und wie diese zu verstehen seien. Erst „wenn man schon auf dem Weg ist“ wird deutlich, dass bestimmte Worte nicht nur sehr verschieden verstanden werden, sondern sich darin oft auch Glaubenssätze als Wissen tarnen und allein die Begriffswahl auf Geisteshaltungen und Vorurteile schließen lässt. Dies manchmal ungewollt, weil sie vorher nicht durchdacht und dann in Diskussionen nicht bedacht werden; manchmal aber auch gewollt, um sich durch das erforderliche Durchdenken nicht noch mehr Probleme auf den ohnehin übervollen Tisch zu holen oder aber, weil es erhebliche Interessen gibt, mit allen Mitteln an dem erreichten Status quo festzuhalten.

Akzeptierende Drogentheorie und -praxis: Was ist damit gemeint?

Die hier vorgestellten Begriffe und Leitideen sind geprägt von den Grundgedanken akzeptierender Drogentheorie und Drogenpraxis. Für diejenigen, die bereits in entsprechenden Arbeitsfeldern tätig sind, erklärt diese Aussage bereits das Menschenbild und die Paradigmen, auf denen die folgenden Argumentationen aufbauen. Für weniger Involvierte bleibt der Verweis auf „Akzeptierendes“ bestenfalls eine Worthülse, im schlechtesten Fall löst er

Ängste oder sogar Empörung aus: Was bitte soll akzeptiert werden? Soll akzeptiert werden, dass Menschen Drogen nehmen? Soll etwa akzeptiert werden, dass dadurch Probleme, auch schwere Schäden an Leib und Seele sowie menschliches Leid auch für indirekt Beteiligte entstehen? Und wo soll das hinführen? Legalisierung? Vielleicht noch die Drogen im Supermarkt verkaufen?
Stark sind die Vorhaltungen, die diesen Ansätzen nicht nur an Stammtischen und in bunten Zeitungen, sondern auch in bestimmten Bereichen der Suchtprävention und Suchtkrankenhilfe heute immer noch entgegen gebracht werden. Meist gespickt mit Unterstellungen, die die tatsächlich vertretenen Positionen so fehldeuten, dass sie in der Tat jedem gesunden Menschenverstand zu widersprechen scheinen. Insofern kann nicht darauf verzichtet werden, zumindest kurz wesentliche Grundhaltungen akzeptierender Drogenarbeit darzustellen und damit eine Erläuterung vorzuziehen, die sich ebenso gut als Resümee der erst noch folgenden Sachinformationen eignet und die deshalb später nochmal und in Ausführlichkeit aufgegriffen wird.

Neue Praxis ermöglicht neues Denken

Eine Vielzahl an Schriften lässt sich zu den praktischen Arbeitsfeldern akzeptierender Drogenarbeit finden. Diese lassen zunächst die Anmutung zu, dass akzeptierende Drogenarbeit ein Sammelbegriff vor allem für niedrigschwellige Drogenarbeit sei. Und in der Tat sind die Denkansätze und Prinzipien akzeptierender Arbeit zunächst in diesem Bereich entstanden. Diese neuen Hilfeansätze boten Drogenkonsumierenden begleitende Hilfen auch ohne Abstinenzgebot und verzichteten ausdrücklich auf Leidensdruck – ein Herangehen, das mit den bis dahin geltenden Grundsätzen in diesem Hilfebereich brach und zunächst als unprofessionell gescholten wurde. Mit dieser veränderten Hilfepraxis wurden jedoch auch neue, bisher nicht bekannte Konsumentengruppen erreicht, so dass sich der Einblick und das Verständnis dafür erweiterte, wie die realen Zusammenhänge zwischen dem Konsum psycho-aktiver Substanzen und den Lebensstilen der Konsumenten aussehen und wovon sie bestimmt werden. Diese veränderte Praxis blieb nicht ohne Impulse für die Forschung, die sich dieser neuen Einsichten annahm und ihren Anteil an der Entwicklung neuer Denkweisen einbrachte. Bis heute ist auf diese Weise ein Gebäude aus akzeptierender Drogentheorie und Drogenpraxis entstanden, das längst nicht mehr für eine bestimmte Methode der Drogenarbeit steht. Es ist nunmehr zu einer paradigmatischen[1]

---

[1] Paradigmen sind nicht weiter hinterfragte Grundansichten, die zu einem bestimm-

Orientierung geworden, die sich *erstens* in den Denkansätzen der Forschung und damit in den jeweils aufgeworfenen Fragen und Forschungsrichtungen widerspiegelt. Die neuen Paradigmen finden ihren Niederschlag *zweitens* in einer akzeptierenden Drogenpraxis und prägen nicht nur die praktische Arbeit des Drogenhilfesystems. Akzeptierende Drogenpraxis geht weit darüber hinaus und rüttelt *drittens* auch an Grundsatzfragen der Ausrichtung von Suchtprävention und Drogenpolitik und stellt darüber hinaus *viertens* auch die drogenbezogenen Mentalitätsmuster der Bevölkerung sowie die Mechanismen infrage, mit denen diese wider besseren Wissens immer wieder gefestigt werden.

Grundideen akzeptierender Drogentheorie und Drogenpraxis

Wie bei jedem Thema sind Begriffe und Definitionen immer geprägt durch die Blickwinkel, mit denen bestimmte Phänomene und deren Facetten wahrgenommen werden. Für das Mitdenken der Leser scheint es insofern hilfreich zu wissen, dass die hier dargestellten Begriffe und praktischen Handlungsmöglichkeiten vor dem Hintergrund akzeptierender Denkmuster formuliert werden. Dieses Paradigma kann in seinen wesentlichen Grundzügen durch folgende Auffassungen beschrieben werden:

- Sowohl Theorie als auch Praxis verweisen darauf, dass ein Leben, in das auch der Umgang mit psycho-aktiven Substanzen integriert ist, durchaus mit gesellschaftlich wünschenswerten Werten und Lebensmustern vereinbar sein kann.
- In diesem Sinne ist ein Leben mit Drogen möglich und bedeutet nicht folgerichtig den Ruin der Person und seines sozialen Umfeldes.
- Mit dem Konsum psycho-aktiver Substanzen liefert sich der Konsument nicht bedingungslos einer übermächtigen pharmakologischen Macht aus, der er ohne eigenes Zutun chancenlos verfällt. Deshalb gilt es, die in den Mentalitätsstrukturen der Bevölkerung

---

ten Phänomen von der wissenschaftlichen Community geteilt werden, in denen der Nachwuchs ausgebildet und mit denen nach neuen Erkenntnissen gesucht wird. Die Tatsache, dass sowohl die Forschung immer nach diesen schon bestehenden Mustern vorangetrieben und dieses Denkschema unhinterfragt immer wieder an den Nachwuchs weitergegeben wird, sorgt für dessen Verfestigung, Fortbestehen und permanente und eigendynamische Stabilisierung. Paradigmen stehen damit in enger Verbindung zu Denkschulen, die durch das Unterdrücken von Kritik und Innovation schließlich zu einem Dogma erstarren können.

oft verankerte „Opfer- und Klientenrolle“ für Konsumenten aufzuheben, durch Information, Aufklärung und Bildung Möglichkeiten der Selbststeuerung aufzuzeigen, zu entsprechenden Handlungsstilen zu befähigen und gegebenenfalls durch geeignete Hilfeangebote Stabilisierungstendenzen zwanghafter, exzessiver Gebrauchsmuster rechtzeitig entgegen zu wirken.

- In diesem Sinne stellt akzeptierende Arbeit Anforderungen auch an die Konsumenten psycho-aktiver Substanzen und zielt darauf, die Abgabe der Verantwortung durch eine Klientelisierung bzw. Infantilisierung von Drogenkonsumenten oder die Übernahme von Opferhaltungen durch die Betroffenen zu vermeiden.
- Der Konsum psycho-aktiver Substanzen ist sowohl für die Konsumenten, als auch für die sozialen Bezüge und ebenso für die Gesellschaft als Ganzes eine Herausforderung, um die mit dem Konsum zweifellos verbundenen Risiken zu meistern. Er ist aber nicht automatisch und voraussetzungslos mit drogenbezogenen Problemen verbunden.
- Akzeptierende Drogenpraxis respektiert das Selbstbestimmungsrecht der Menschen, sich eine selbstbestimmte und eigenverantwortete Lebensperspektive auch mit dem Konsum psycho-aktiver Substanzen zu erarbeiten und dabei gegebenenfalls Unterstützung zu erhalten. Dieses Recht schließt selbstverständlich Abstinenz als selbstgewählte Form des Umgangs mit psycho-aktiven Substanzen und mit Drogenproblemen ein; ein erzwungener lebenslanger Anspruch an eine abstinente Lebensführung widerspricht jedoch diesem Paradigma und den damit verbundenen Vorstellungen von der Würde des Menschen.

Zweifellos lassen sich die hier angeführten Grundaussagen weiter ausformulieren und durch Erklärungen begründen. Dies soll aber einer späteren ausführlichen Darstellung vorbehalten bleiben. Für das Anliegen, den Ideenhintergrund der folgenden Ausführungen verstehen zu können, sollen die hier skizzierten Grundaussagen akzeptierender Drogentheorie und Drogenpraxis zunächst ausreichen. Sie helfen nachvollziehen zu können, dass schon mit der Näherung an Begriffe und den damit abgebildeten Ausschnitten aus der Realität grundsätzliche Weichenstellungen erfolgen, wie mit dem Thema „Umgang mit psycho-aktiven Substanzen“ in Forschung und Praxis und schließlich auch in der Politik umzugehen ist.

1.2 Nach- und Weiterlesenswert:

akzept e. V. (Hrsg.)(1991): Leben mit Drogen – Akzeptierende Drogenarbeit als Schadensbegrenzung gegen repressive Drogenpolitik, Berlin

akzept e. V. (Hrsg.)(1993): Menschenwürde in der Drogenpolitik – ohne Legalisierung geht es nicht! Hamburg

akzept e. V. (Hrsg.)(1996): Wider besseres Wissen – Die Scheinheiligkeiten der Drogenpolitik. Wissenschaftlicher Beirat des Bundesverbandes für akzeptierende Drogenarbeit, Bremen

Holzer, T. (2002): Globalisierte Drogenpolitik. Die protestantische Ethik und die Geschichte des Drogenverbotes. Berlin

Schneider, W. (2000): Drogenmythen. Zur sozialen Konstruktion von "Drogenbildern" in Drogenhilfe, Drogenforschung und Drogenpolitik. Berlin

Schneider, W. Gerlach, R. (Hrsg.) (2004): DrogenLeben. Bilanz und Zukunftsvisionen akzeptanzorientierter Drogenhilfe und Drogenpolitik. Berlin

2 Psycho-aktive Substanzen: Nachdenkliches zum Begriff „Drogen“

2.1 Alle wissen, was „Drogen“ sind! Wirklich?

Wenn von „Drogen“ die Rede ist, stellen sich sehr unterschiedliche Bilder ein. Deshalb wird man mit Erstaunen feststellen, dass diese Bezeichnung keineswegs eindeutig ist und schon gar nicht alle das Gleiche damit meinen.

Der Blick des Apothekers

Für den einen rücken die pharmakologischen Aspekte in den Mittelpunkt, so dass regelmäßig an alle Substanzen mit psycho-aktiver Wirkung gedacht wird. Dabei interessiert nicht, wie der Umgang damit offiziell geregelt ist. In dieser Sicht stehen Medikamente neben Alkohol, Kaffee, Tee und verbotenen Substanzen wie Cannabis, Kokain, Heroin.

Der Wortursprung für „Drogen“ kommt aus dem nieder- und plattdeutschen „Drög/Dröge“ bzw. aus dem niederländischen „droog“ und steht für gesammelt, gesäubert, getrocknet. Noch heute verstehen Apotheker unter Drogen Pflanzen oder Pflanzenteile, Sekrete oder Tierteile (z. B. Schlangengift, Schleim eines Lurches, Gift eines Insektes), Mineralien (z. B. Quecksilber, Brom) oder chemisch hergestellte Stoffe (Gase, Äther, Alkohol), die gesammelt, gereinigt und dann weiterverarbeitet werden.

„Drogen“ wurden als Haushaltsmittel und Kosmetik, zur Körperreinigung und -pflege, Gesundheitspflege oder als Heilmittel genutzt und waren früher, wie bezeichnend, in der Drogerie erhältlich.

Was genau in einer Kultur als Droge im Sinne einer psycho-aktiven Substanz bekannt ist und genutzt wird, hängt davon ab, was in einer Region gefunden oder hergestellt werden kann. Deshalb gibt es im Wissen um und im praktischen Handeln mit diesen Substanzen große regionale und kulturelle Unterschiede.

Der Blick der Justiz

Für andere sind unter dem Begriff „Drogen“ die Substanzen versammelt, deren Handel, Erwerb und Besitz unter Strafe steht – die also durch juristische Regelungen illegalisiert wurden. Auf ein solches Verständnis verweist z. B. die Bezeichnung „Alkohol- und Drogenberatungsstellen", mit der genau dieser rechtliche Status in den Blick genommen wird. In der Regel interessiert dabei weniger, ob das jeweilige Wirkmuster eine solche Verbotspolitik rechtfertigt. Eher rücken die problematischen Folgen dieser Regelungen für die Konsumenten in die Aufmerksamkeit.

Der Blick der Psychiatrie

Wieder andere verstehen unter „Drogen" Substanzen, manchmal aber auch Tätigkeiten, die unnormal im Sinne von „entgegen geltender Normen der jeweiligen Kultur" benutzt werden. Diese Sichtweise argumentiert eher moralisch, weshalb es auch zwischen Kulturen einen Dissens darüber geben kann, was als akzeptabel und dann oft als „Genussmittel" bewertet wird und was als unangebracht gelten soll und zu brandmarken ist. Der gegensätzliche Umgang mit Alkohol in westlichen und moslemischen Kulturen belegt beispielsweise diese Sichtweisen.

Der Blick der Therapie

Vor einem eher fürsorglich-paternalistischen[2] Hintergrund werden nicht nur der Konsum von Substanzen, sondern auch sehr intensiv betriebene Handlungen dahin geprüft, ob die Notwendigkeit therapeutischen Eingreifens besteht und der Betreffende vor den schädlichen Folgen seines Tuns zu schützen sei. Gegenwärtig wird dies an Diskussionen um die Nutzung von Computern, des Internets, bei Themen rund um Glücksspiele, Ess- und Arbeitsstile u. ä. deutlich. In diesen mutieren die jeweils involvierten Gegenstände (Computer, Internet, Handy, Fernsehen etc.) zu „Suchtmitteln" und werden damit umstandslos in die „Drogen-Ecke" geschoben. Mit solchen Argumentationen wird der vormals für bestimmte Substanzen reservierte Begriff jedoch derart „weichgeklopft", dass letztlich diverse Handlungen mit den Begriffen „Drogen" und „Sucht" angesprochen, als Krankheit definiert und in Bezug auf die Notwendigkeit therapeutischer Interventionen dargestellt werden können.

Der Blick der Medizin

Schließlich findet sich zum Begriff „Drogen" auch eine eher medizinische Argumentation. Die Medizin kennt psycho-aktive Substanzen schon sehr lange und setzt diese hilfreich und zum Nutzen der Patienten als Narkose-, Betäubungs-, Beruhigungs- und Schmerzmittel sowie als Psychopharmaka ein. Solange dies unter Aufsicht des Arztes und entsprechend seiner Anord-

---

[2] Paternalistische Beziehungen sind gekennzeichnet durch ein bevormundendes Verhältnis einer Person gegenüber einer anderen. Mit diesem werden Handlungen und Regelungen auch gegen den Willen der bevormundeten Person durchgesetzt, wobei sich der Machtausübende darauf beruft, dass dies zum Schutz und zum Wohl der ihr anvertrauten Person passiere.

nung erfolgt, gelten diese Substanzen als Medikamente. Die Umdeutung zu „Drogen" erfolgt erst, wenn diese Substanzen von den Patienten nicht bestimmungsgemäß gebraucht werden. Die aktuellen Debatten um Brain- bzw. Neuro-Enhancement, in denen in Abhängigkeit vom jeweiligen Konsumenten ein und dieselbe Substanz einmal als legales Medikament gilt (z. B. Ritalin[3]), beim Konsum durch einen anderen als „Droge" bezeichnet wird, verweisen auf die Gradwanderung und auf die damit verbundene Uneindeutigkeit einer solchen Begriffsbestimmung.

Merkenswert: Der Begriff „Droge" wird sehr unterschiedlich gebraucht. In der Regel sind die verschiedenen Ausdeutungen mit ganz bestimmten Sichtweisen auf ein Phänomen verknüpft. In Debatten als auch bei praktischen Fragestellungen ist deshalb immer zu klären, was unter dem Begriff „Droge" verstanden werden soll.

Hilfreich ist zugleich eine Erklärung, warum gerade zu dieser Begriffsbestimmung gefunden wurde. Auf diese Weise werden nicht nur die Interessen und Motive einer solchen Argumentation deutlich, sondern auch bestimmte Standpunkte nachvollziehbar!

2.2 Der Drogenbegriff, der psycho-aktive Substanzen meint

Im Weiteren soll in Zusammenhang mit „Drogen" in der Hauptsache von psycho-aktiven Substanzen die Rede sein. Um Missverständnisse zu vermeiden, wird deshalb, wo immer möglich, auf den vieldeutigen und vorurteilsbeladenen Begriff „Drogen" verzichtet. Dieser wird nur dort benutzt, wo sich ansonsten Sachverhalte sprachlich zu kompliziert darstellen. Dann allerdings steht „Drogen" immer für eine breite Auslegung, d. h. es rückt immer die pharmakologische Wirkung einer Substanz in den Mittelpunkt des Interesses.

Ein solches Verständnis erweist sich als günstig, weil zunächst sachbetonte Bezüge betrachtet werden, ehe anschließend über eine moralische, strafrechtliche, medizinische oder soziale Bewertung nachgedacht wird. Auf

[3] Ein amphetaminhaltiges Medikament zur Behandlung des Aufmerksamkeits-Defizit-Syndroms, das Konzentration und Aufmerksamkeit erhöht und auf diese Weise leistungssteigernd wirkt.

diese Weise wird es eher möglich, sich nicht in Vorurteilen und damit Vorverurteilungen zu verfangen, sondern aus Gedankengefängnissen (*Quensel*) auszusteigen. Ein breiter Drogenbegriff hat zudem den Vorteil, dass Zusammenhänge, die vielen eher aus dem Umgang mit legalen „Genussmitteln“ bekannt sind, leichter wieder erkannt werden können, wenn vom Umgang mit illegalisierten Substanzen die Rede ist.

Drogen und die WHO

Mit einer solchen Begriffsbestimmung wird zugleich der *WHO* gefolgt, die bereits 1981 herausstellte: Eine Droge ist eine *„... psycho-aktive Substanz, d. h. ein Stoff, der auf das Zentralnervensystem wirkt. Drogen in diesem Sinn sind alle Stoffe, Mittel, Substanzen, die aufgrund ihrer chemischen Natur Strukturen oder Funktionen im lebendigen Organismus verändern, wobei sich diese Veränderungen insbesondere in Sinnesempfindungen, in der Stimmungslage, im Bewusstsein oder in anderen psychischen Bereichen oder im Verhalten bemerkbar machen.“ (vgl. WHO Memorandum, Bulletin of the World Health Organization 1981, 59, S. 225-242)*

Bemerkenswerte Aspekte der WHO-Definition zu „Drogen“

Mit dieser Definition werden mehrere zentrale Aspekte angesprochen, die im Zuge der gegenwärtig vorangetriebenen Aufweichung des Drogenbegriffs aus dem Blick zu gleiten drohen:

Es geht um Substanzen

Erstens versteht die WHO unter Drogen ausschließlich Substanzen, die „einverleibt“ werden können. Diese Begriffsfassung sollte schon damals einer Inflation des Drogenbegriffs entgegen treten. Indem der Drogenbegriff immer mehr auf Gegenstände übertragen wird, die mit exzessivem und manchmal auch selbst- und fremdschädigendem Handeln in Verbindung gebracht werden (z. B. Glücksspiele, Computernutzung, Internet), verliert er zunehmend seine Klarheit und treibt mit seiner Fassung in eine Beliebigkeit, durch die sich seine ursprüngliche sachbetone Exaktheit in einer moralischen Vereinnahmung auflöst.

Es geht um spürbare Effekte

Zweitens ist in der WHO-Definition herausgestellt, dass psycho-aktive Substanzen neuro-chemisch wirken. Hauptwirkorte von Drogen sind das Zentralnervensystem und Strukturen des Nervensystems, die für die Reizweiterleitung, Steuerung und Informationsverarbeitung verantwortlich sind. Hier werden wesentliche Veränderungen in den neuro-physiologischer Funktionen anstoßen.

Damit neuro-chemisch wirkende Substanzen die Qualität psycho-aktiver Wirkungen hervorbringen, müssen diese Veränderungen allerdings *drittens* so stark sein, dass sie auch zu Veränderungen in den Sinnesempfindungen, in der Stimmungslage, im Bewusstsein oder in anderen psychischen Bereichen führen. Erst wenn diese Einflüsse „bewusstseinsfähig" und damit auch von der Person wahrgenommen werden, kann von einer Drogen im Sinne einer „psycho-aktiven Substanzen" gesprochen werden. Insofern bedarf es der Zuführung/Einnahme einer bestimmten Menge einer neuro-chemischen Substanz, durch die tatsächlich eine psychisch wahrnehmbare Wirkung eintritt. Allein die Tatsache, dass zum Beispiel geringfügig opiathaltige Tropfen gegen Husten oder Durchfall eingenommen werden, machen aus diesen noch keine Drogen. Mit Verweis auf die WHO dürfte erst von einer Droge gesprochen werden, wenn aus der tropfenweisen Einnahme kräftige Züge werden, durch die der Konsument die Opiatwirkung auch klar registrieren kann.

Bewirkt psychische Veränderungen

Viertens verweist die WHO-Definition darauf, dass durch Drogen Fähigkeiten der Sinneswahrnehmung, der Informationsverarbeitung und der Intelligenz chemisch beeinflusst werden. So kann das Denken verlangsamt oder beschleunigt sein, Wachheit und Aufmerksamkeit, Lern-, Reaktions-, Kommunikationsvermögen etc. besonders hoch oder eher gering sein. Wie auch immer diese Fähigkeiten von der Einnahme neuro-chemischer Substanzen tangiert werden, diese Änderungen führen zu Veränderungen des Bewusstseins, der Stimmungslage und der Befindlichkeit, aus denen sich wiederum Impulse für eine veränderte Art des Sich-Verhaltens ergeben können.

Diese aufeinander bezogenen Wirkungsmechanismen einer psycho-aktiven Substanz sind deshalb mit mechanischen, monokausalen Mustern wie „Substanzwirkung macht eine bestimmte Art der Verhaltensänderung" nicht passgerecht beschrieben.

Merkenswert: Psycho-aktiven Wirkungen bauen sich wie eine Kaskade auf. Neuro-chemische Substanzen stoßen zunächst Änderungen der Sinneswahrnehmung, der Informationsverarbeitung und intellektueller Fähigkeiten an, die ihrerseits Veränderungen des Bewusstseins, der Stimmungslage und der Befindlichkeit nach sich ziehen. Diese nehmen wiederum auf das Verhalten Einfluss. Allerdings bleiben in jeder Stufe immer Raum und Chancen für diverse von außen, aber auch von innen kommende Einflüsse. Insofern sind die sich einstellenden Verhaltensänderungen nicht ausschließlich einer psycho-aktiven Substanz zuzuschreiben, sondern werden immer auch durch Reaktionsweisen des Konsumenten und seines sozialen Umfeldes auf die mit psycho-aktiven Substanzen ausgelösten Veränderungen ge-

prägt. Weil die letztlich eintretenden Wirkungen von einer Vielzahl wesentlicher Einflussfaktoren abhängen, sind diese in ihrer konkreten Gestalt nicht sicher vorhersagbar – es sei denn, die psycho-aktiven Substanzen werden in einer das Bewusstsein „erschlagenden“ Dosierung konsumiert.

Drogen-fantasien

> ***Vom Umgang mit Alkohol ist allgemein bekannt, dass sich seine Wirkung je nach getrunkener Menge unterscheidet:***
> ***0,2 Promille:*** *Wärmegefühl und Nachlassen von Müdigkeit und Mattheit.*
> ***0,3 Promille:*** *Entspannung und Erleichterung oder Nachlassen von Selbstunzufriedenheit und Niedergeschlagenheit, Aufmerksamkeit, Konzentration, Selbstkritik und Urteilsfähigkeit.*
> ***0,5 Promille:*** *Enthemmung, affektiv Triebhaftes tritt stärker hervor.*
> ***0,5 bis 1,5 Promille:*** *Das Zusammenspiel von Nerven und Muskeln verschlechtert sich, Sinnestäuschungen treten auf, Sprechen wird schwerfälliger, Fahruntüchtigkeit.*
> ***3,0 Promille:*** *Volltrunkenheit, Sinnes- und Orientierungsstörungen bis zum Ausschalten des Großhirns im narkotischen Schlaf.*
> ***4,0 bis 5,0 Promille:*** *Atemstillstand, es kommt zu einer fortschreitenden Lähmung, unkontrollierten Ausscheidungen bis zum Tod.*
>
> *Wenn die beschriebenen Wirkungen im Allgemeinen auch gültig sind, so verweisen Beispiele darauf, dass die Verträglichkeit sehr unterschiedlich sein kann und selbst ein hoher Blutalkoholspiegel nicht immer durch eine auffällige Trunkenheit sichtbar werden muss.*

Dieses Muster des Wirkungseintritts ist deshalb interessant, weil es einen verbreiteten Mythos enttarnt: Viele alte und neue Geschichten ranken sich um die Idee, dass allein durch die Einnahme einer „Droge“ der Charakter und das Verhalten von Menschen radikal änderbar seien und es in diesem Geschehen grundsätzlich keine Chance auf eine Einflussnahme gäbe. Geschichten wie „Der seltsame Fall des Dr. Jekyll und Mr. Hyde“ regen bis heute substanzfixierte Fantasien an: Sie suggerieren, „Drogen“ würden mit einer Person eigenständig etwas tun und die Konsumenten seien „dem Stoff“ ohne Chancen ausgeliefert. Dem entgegen stehen jedoch nicht nur wissenschaftliche Untersuchungen, sondern schon unsere Alltagserfahrungen, die wir beispielsweise mit Alkohol machen. Sie lehren, dass nicht jeder (auch übermäßige) Alkoholkonsum in Rauferei und Schlägerei endet. Zwar ist unbestritten, dass sich viele Gewaltdelikte aus Trinksituationen heraus entwickeln. Ehe sich Trinker in Streit und Handgemenge wiederfinden, muss jedoch weit mehr zusammenkommen, als nur eine bestimmte Menge Alkohol.

Die Vorgestalten einer Handlung unter Drogen

Was uns aus dem kulturellen Umgang mit Alkohol bekannt ist, gilt für andere psycho-aktive Substanzen auch: Das persönliche Befinden (innerlich zufrieden oder ohnehin schlecht gelaunt), der körperliche Zustand (strotzend vor Energie oder eher ausgelaugt) und die Reaktionen der Umgebung (schlichtend eingreifen oder das Ausagieren von Streit und Ärger provozierend) nehmen entscheidend darauf Einfluss, welche neuro-chemischen Effekte welche psycho-aktive Wirkungen anstoßen und wie sich diese letztlich im Handeln der Menschen niederschlagen. In Anbetracht dieses Wissens werden beispielsweise in der Forensik die sogenannten „Vorgestalten" eines unter Drogen zustande gekommenen Gewaltdelikts wichtig, damit der Tathergang und die verschiedenen Einflüsse auf das Geschehen besser verstanden und sachgerecht bewertet werden können.

Merkenswert: Der Verweis auf die komplexen Wirkungszusammenhänge psycho-aktiver Substanzen ist wichtig, weil sich hartnäckig Ideen halten, nach denen Drogen direkt und unmittelbar das Verhalten der Menschen verändern würden. Durch derartige unzulässige Vereinfachungen geht jedoch der Gedanke verloren, dass es zwischen den psychischen Veränderungen und den daraus resultierenden Änderungen des Verhaltens zwar Zusammenhänge gibt, aber eben keine Automatismen.

Daraus ergeben sich wiederum Perspektiven in Bezug auf eine mögliche aktive Einflussnahme des Konsumenten und seines sozialen Umfeldes auf die Art und Weise, wie sich ein Verhalten unter dem Einfluss psychoaktiver Substanzen entwickelt.

2.3 Einflussfaktoren für die Gestaltung von Drogenwirkungen

2.3.1 Mit unterschiedlicher Dosierung zu unterschiedlichen Wirkungen

Alle psycho-aktiven Substanzen haben für Menschen eine typische Wirkbreite. Diese reicht von einer Dosierung mit kleinsten minimalen Effekten bis zu einem Maximum, mit dem sich jedes Bewusstsein ausschalten lässt, jede Möglichkeit des Handelns untergraben wird, schließlich sogar zentrale Körperfunktionen ausgeschaltet werden und der Tod eintritt. Diese Breite pharmakologischer Möglichkeiten hat man sich schon früh insbesondere in der medizinischen Praxis zunutze gemacht. Jeder mag mit Grausen daran denken, wie schon ein kleiner chirurgischer Eingriff z. B. beim Zahnarzt aussehen würde, wenn es dieses segensreiche Wissen und die daraus abgeleitete medizinische Praxis nicht gäbe. Insofern wird jeder Anästhesist nur milde lächeln und mit der Dosierung regeln, dass ein noch so diskussionsfreudiger Patient derart umnachtet ist, dass er während der Operation nicht mitredet. Ohne einen gekonnten und wissenden Umgang mit psychoaktiven Substanzen wären die moderne Chirurgie, die großen Fortschritte in der Transplantationsmedizin, die verfügbaren medikamentösen Ansätze bei der Behandlung von Schmerzen, psychischen Störungen und psychiatrischen Erkrankungen undenkbar.

Der kulturelle Umgang mit psycho-aktiven Substanzen

Darüber hinaus hat sich für eine Reihe psycho-aktiver Substanzen auch eine nichtmedizinische, eher *kulturelle Praxis* entwickelt. In deren Mittelpunkt stehen nicht nur soziale und soziokulturelle Gründe für den Konsum, sondern auch gemeinschaftliche Inszenierungen und Gebrauchsgewohnheiten sowie gesellschaftliche Strukturen, die sich um Produktion, Handel und Konsumtion bestimmter psychoaktiver Substanzen ranken. Jeder lasse sich von einem erfahrenen und enthusiastischen Weinhändler beraten und er wird in die Ge-

> ***Durch die gewählte Dosis zu gestuften psychischen Zuständen:***
> - *Gelöstheit, Entspannung, Erleichterung, Wärme*
> - *Bewusstseinserweiterung*
> - *Heiterkeit, Albernheit*
> - *Trübung/Einengung des Bewusstseins.*
> - *Trunkenheit*
> - *Komatöser Rausch*

heimnisse eines Weinkenners eingeführt, die mit der exakten Kenntnis der Hanglage der verarbeiteten Trauben erst den Anfang machen und bei den Abwägungen über die Art der Korken und die Dekoration der Flasche längst nicht zu Ende sind, sondern an die sich mindestens eine Gläserkunde und Überlegungen zu Snacks, die zu diesem Wein zu reichen sind, anschließen.

In der Regel handelt es sich bei kulturell konsumierten psycho-aktiven Substanzen um Stoffe, deren Wirkbreite groß genug ist, um nicht bei kleinster Dosierung jede Handlungsfähigkeit zu verlieren und sich an den Rand einer tödlich wirkenden Wirkstoffmenge zu manövrieren. Mit Substanzen, die nicht über einen genügend großen Spielraum der Wirkstoffe verfügen, wird in der Regel kein kultureller Konsum praktiziert. Da der Umgang mit Stoffen, die zu schnell gefährlich wirken können, zu kompliziert ist, blieb er immer schon dafür besonders ausgebildeten Experten vorbehalten. Waren dies früher Kräuterwissende, Schamanen, Medizinfrauen und -männer, sind es heute vor allem Ärzte und Apotheker…

Bei einem kulturellen Umgang wird der substanzspezifische Spielraum in der Wirkbreite genutzt, um unterschiedliche und auch sehr abgestufte Veränderungen in der Bewusstseinslage zu initiieren. Allgemein bekannt ist dies für den Umgang mit Alkohol, der in kleinsten Mengen oft nur ein gewisses Wärmegefühl in der Magengegend auszulösen vermag, in größeren Mengen allerdings auch Wahrnehmungen und Handlungsmöglichkeiten erheblich untergraben kann.

Eine solche Variationsbreite in der Wirkung gibt es für andere, weniger populäre psycho-aktive Substanzen auch. Soweit den Konsumenten die dazu nötigen Lernprozesse möglich sind, wird das Wissen durch die Wahl der jeweiligen Dosierung auch gezielt genutzt. Insofern ist es ein Irrglaube, dass sich insbesondere illegalisierte Substanzen wie Heroin und Cannabis ausschließlich dafür eignen würden, sich in komatöse Zustände oder völlige Teilnahmslosigkeit zu versetzen. Allerdings transportieren die viel gebrauchten Begriffe „Betäubungsmittel" und „Rauschgift" bis heute solche irreführenden Verkürzungen.

Merkenswert: Psycho-aktive Substanzen haben eine Wirkbreite, die in der Regel groß genug ist, um sie gezielt für den kulturellen, nicht-medizinischen Umgang zu nutzen. In diesem kulturellen Konsum bestimmen die Konsumenten durch die Wahl der Dosierung, in welchem Umfang psycho-aktive Wirkungen eintreten.

Entgegen eines weitverbreiteten Irrglaubens lassen sich selbst sogenannte „Betäubungsmittel" so dosieren, dass sie nicht komatös betäuben, sondern veränderte, aber wache Bewusstseinszustände zulassen.

2.3.2 Mit unterschiedlichen Konsumtechniken zu unterschiedlichen Wirkungen

In welchem Umfang eine psycho-aktive Substanz für den Konsumenten wirksam wird, ist jedoch nicht allein von der gewählten Dosis abhängig. Eine besondere Bedeutung hat auch die Art und Weise, wie sie konsumiert wird. Pharmakologen würden eher von „Applikationstechnik" oder von der Art sprechen, mit der „eine Droge in den Körper eingebracht wird".

In der Regel sind für ein und dieselbe Substanz sehr unterschiedliche Konsumtechniken möglich. Insbesondere bei sehr teuren psycho-aktiven Substanzen dominieren Applikationstechniken, mit denen höchst effektiv konsumiert wird: Das heißt, es wird mit möglichst wenig konsumbedingtem Verlust der Substanz und einer schnellen und hohen Bioverfügbarkeit[4] konsumiert. Dies ist beispielsweise beim Spritzen der Fall. Es werden aber auch Applikationstechniken praktiziert, durch die ein Teil des Wirkstoffgehaltes ungenutzt „verpufft" – z. B. beim Rauchen oder ungeübten Schnupfen.

> ***Verbreitete Applikationstechniken:***
> - ***Bukkale*** *(in der Wange halten),* ***linguale*** *(auf der Zunge) und* ***sublinguale*** *Applikation (unter der Zunge): z. B. Kauen von Cocablättern, Lutschen eines LSD-Trips.*
> - ***Orale Einnahme****: Schlucken von Tabletten.*
> - ***Intravenöse*** *(in eine Vene),* ***subkutane*** *(unter die Haut) oder* ***intramuskuläre*** *(in den Muskel) Applikation: z. B. Spritzen von Heroin.*
> - ***Nasale Applikation****: Schnupfen z. B. von Kokain oder Tabak.*
> - ***Pulmonale (Lungen) Aufnahme****: Inhalieren, Rauchen.*

[4] „Bioverfügbarkeit" ist eine pharmakologische Messgröße für den Anteil eines Stoffes, der unverändert im Körper verfügbar ist. Sie gibt an, wie schnell und in welchem Umfang ein Stoff im Körper aufgenommen/resorbiert wird und mit seiner Wirkung zur Verfügung steht.

Und schließlich sorgen wieder andere Konsumtechniken dafür, dass der Eintritt der Wirkung der konsumierten Substanz durch Prozesse der Verdauung verlangsamt und der Wirkstoff durch Entgiftungsprozesse in der Leber[5] reduziert wird – so beispielsweise beim Essen, Trinken und Schlucken von Substanzen.

Merkenswert: Auch mit der Wahl der jeweiligen Konsumtechnik, also mit der Art der Aufnahme/Applikation der konsumierten Substanz kann darauf Einfluss genommen werden, welche psychoaktive Wirkung diese für den Konsumenten hat.

Beim intravenösen Spritzen einer psycho-aktiven Substanz flutet beispielsweise der Wirkstoff über den Blutkreislauf sofort und ungefiltert ins Hirn und kann einen schnellen und intensiven Rausch erzeugen. Geschluckt gelangt die gleiche Substanzmenge eher langsam und bereits reduziert durch erste Entgiftungsprozesse in der Leber in das Blut. Die Wirkung tritt bedingt durch Verdauungsprozesse zeitlich verzögert ein und entfaltet erst allmählich ihre Wirkung. Der Effekt dieser Konsumform ist dann oft nicht mehr ein narkotischer Rausch, sondern eine mehr oder weniger milde Veränderung der Bewusstseinslage.
Auf der Hand liegt auch, dass bestimmte Konsumtechniken hohe Ansprüche an die Fähigkeiten und das Wissen der Konsumenten stellen, weil sie bei unsachgemäßer Anwendung mit erheblichen *applikationsbedingten Risiken* verbunden sind (z. B. durch Infektionsgefahren beim Sniefen und Spritzen, Luftembolien bei Injizieren). Dort, wo sich gesellschaftliche Rahmenbedingungen für einen akzeptierten kulturellen Umgang mit einer bestimmten psycho-aktiven Substanz entwickeln konnten, haben sich in der Regel immer auch Konsumtechniken durchgesetzt, mit denen mögliche applikationsbedingte Risiken vermieden werden.

---

[5] Wichtig wird in diesem Zusammenhang der sogenannte First-pass-Effect. Mit ihm wird beschrieben, dass Substanzen bei ihrer Passage durch den Magen-Darm-Trakt in das Blut, mit dem Blut in unser Entgiftungsorgan – die Leber – und erst dann in den gesamten Blutkreislauf gelangen. Für die Wirkung der aufgenommenen Stoffe ist interessant zu wissen, in welchem Ausmaß der Wirkstoffgehalt der konsumierten Substanzen schon bei dieser ersten Leberpassage abgebaut wird. Darüber gibt der sogenannte First-pass-Effect Auskunft.

Merkenswert: Unabhängig von den „technischen“ Risiken, die mit Applikationsformen verbunden sein können, sind zugleich deren Besonderheiten in Bezug auf eine richtige Dosierung zu beachten. Diese Kenntnis ermöglicht eine Einschätzung, nach welcher Zeit mit einem Eintritt der Wirkung gerechnet werden kann, wie viel der aufgenommene Substanzmenge tatsächlich psycho-aktiv wirksam wird und wieweit dies bei der Wahl der Dosierung und der Gestaltung der Konsumumstände zu berücksichtigen ist.

2.3.3 Set: Die innere Welt des Konsumenten

Zu den Erkenntnissen der modernen Drogenforschung bezüglich der Möglichkeiten, als Konsument aktiv gestaltend auf die Wirkung einer psychoaktiven Substanz Einfluss zu nehmen, gehört das Wissen um das Wechselspiel von Set, Setting und psycho-aktiver Substanz. Die eigenständige und besondere Bedeutung von Set und Setting hat der Amerikaner *Zienberg* in den 80er Jahren durch diverse Studien zur Wirkung psycho-aktiver Substanzen ausdrücklich untermauerte. Dieses Wissen umfasst Erfahrungen des nichtmedizinischen Umgangs mit psycho-aktiven Substanzen und erklärt Einblicke in das komplizierte Geflecht von Einflussfaktoren, die letztendlich die Wirkung eines Substanzkonsums hervorbringen. Insofern bilden diese Forschungsergebnisse einen Fundus, der auch für heutige Konsumenten von unschätzbarem Wert ist.

Das Set

Heute gilt als unbestritten, dass die innere Befindlichkeit des Konsumenten zum Zeitpunkt des Konsums – allgemein als *Set* bezeichnet – einen wichtigen Einfluss auf das Erleben der Substanzwirkung hat.

Das Set umfasst die Erwartungshaltung, die geistige (psychische) Situation und wichtige Fähigkeiten und Fertigkeiten (u. a. Genussfähigkeit, Reflexionsvermögen, Kritikfähigkeit), über die ein Konsument verfügt. Diese Grundbestandteile des Sets lassen sich jeweils weiter differenzieren und lenken die Aufmerksamkeit auf eine Vielzahl von Voraussetzung, die ein gekonnter Substanzkonsum braucht.

Zu den Einflussfaktoren auf das Set gehört *erstens* das persönliche psychische Naturell des Konsumenten (ängstlich, risikofreudig), das in der Regel durch diverse lebensgeschichtliche Erfahrungen geprägt ist.

Zweitens werden für die Effekte des Konsums auch die aktuellen Grundstimmungen des Einzelnen wichtig. Jeder kennt aus eigener Erfahrung, dass die eigene geistige (psychische) Situation nicht konstant ist. Durch äußere Umstände erklärlich, manchmal aber auch weniger erklärlich, wechseln negative Grundstimmungen wie Traurigkeit, Angst, Schwäche, Nervosität mit positiven Grundstimmungen und Gefühlen wie Tatendrang, Optimismus, Freude und Lust. An diesen aktuellen Ausgangsbefindlichkeiten kann auch eine psycho-aktive Substanz nicht grundsätzlich etwas ändern. Die Vorstellung, ein einverleibter Stoff könne, ähnlich einem Lichtschalter, eine Grundstimmung umschalten, ist irreal – in der Konsumpraxis lässt sich eine solche alternierende[6] Wirkung nicht belegen. Dämpfende oder erregende psycho-aktive Substanzen können durchaus den Realitätsbezug zu einer als bedrohlich, beängstigend oder deprimierend empfundenen Situation mildern oder vernebeln, aus dieser Grundstimmung jedoch ein fröhliches, humorvolles und optimistisches In-der-Welt-Sein zu zaubern, vermag jedoch keine einzige Substanz. Vielmehr unterstreichen Erfahrungen, dass durch einen Substanzkonsum bis dahin mühsam kontrollierte Stimmungen stärker durchbrechen können oder weniger oder kaum noch bewusste Ängste, Erlebnisse und Erfahrungen aktualisiert werden. Deshalb verschlimmern sich bereits vorhandene negative Stimmungen eher, als das sie verschwinden. Mit den gleichen Mustern, nur eben andersherum werden positive Gefühle durch Substanzkonsum eher intensiviert. Mit einer noch höheren Dosis lässt sich natürlich eine Grundstimmung in der Tat auch total abschalten, dies aber in der Regel um den Preis, dass damit auch das Bewusstsein abgeschaltet wird. Nachvollziehbar wird, dass das Erleben eines Substanzkonsums wesentlich von der aktuell vorliegenden Grundstimmung abhängig ist.

Psychisches Naturell und aktuelle Grundstimmung

Zu den wesentlichen Dimensionen des Sets gehören *drittens* die aktuellen Erwartungen, Intentionen und Einstellungen sowie die Motive und Wünsche, die mit dem Substanzkonsum verbunden werden: Nach dem Muster einer „Self-fulfilling prophecy“ nehmen die Wirkungen, die sich der Konsument vom Substanzkonsum verspricht bzw. die er vom Hörensagen erwartet, darauf Einfluss, wie der Konsum wahrgenommen wird: Wer gegenüber psycho-aktiven Substanzen grundsätzlich skeptisch ist und deshalb eher negative Erlebnisse erwartet, wird mögliche negative Aspekte der Substanzwirkung stärker wahrnehmen, diesen mehr Bedeutung zumes-

Motive und Wünsche

[6] Gegenläufig wechselnd, wechselhaft

sen, sich möglicherweise in Befürchtungen hineinsteigern usw. Andersherum begünstigt eine aufgeschlossene und optimistische Haltung zum Substanzkonsum auch positive Erlebnisse und Erfahrungen, weil der grundsätzliche Fokus, eher auf Gewinn und weniger auf Angst oder Verlust liegt.

Wissen und Können

> ***„Im Bereich der Schmerzbekämpfung, bei Krebspatienten zum Beispiel, hat die Verwendung von Morphium einen wohldefinierten und damit eindeutigen, von einer langen Tradition bestimmten Zweck, nämlich den eines Heilmittels. Die auf dieser Grundlage, in dieser spezifischen Situation entwickelte Interpretation des Morphiumkonsums hat Einfluss auf die Form, die der Konsum annimmt, und die Probleme, die der Entzug für den Konsumenten mit sich bringt. Suchtverhalten und schwere Entzugserscheinungen werden in diesem Rahmen denn auch selten wahrgenommen.“***
>
> *(Fromberg, Trautmann 1996, S.19).*

Wichtige Bestandteile des „Sets“ sind schließlich *viertens* das persönliche Wissen über und die Erfahrungen mit der konsumierten psychoaktiven Substanz sowie Fähigkeiten, die eintretenden Effekte beeinflussen und kontrollieren zu können. Ob ein Konsumerlebnis positiv verläuft, ist z. B. davon abhängig, wieweit mögliche Risiken bekannt sind und durch entsprechende Vorsichtsmaßnahmen vermindert werden. Insofern gehören zum Set auch Fähigkeiten und Fertigkeiten, dieses Wissen im praktizierten Konsum umzusetzen; sich also auf die Wirkung einzustellen, mit den eintretenden Wirkungen umzugehen, diese für sich zuzulassen, sich an diese genießend hinzugeben, unerwünschte Wirkungen zu unterdrücken, abzuwehren und zu stoppen, entsprechend den angestrebten Wünschen und Motiven bestimmte Effekte zu stimulieren und gewinnbringend zu lenken usw.

Merkenswert: Im weitesten Sinne umfasst das Set psychische und emotionale Zustände, kognitives und intuitives Wissen sowie Fähigkeiten und Fertigkeiten des Konsumenten. Diese nehmen auf die sich einstellenden Effekte des Konsums Einfluss. Alte Drogenkulturen unterstreichen mit ihren Inszenierungen, Einstimmungsritualen, Begleitaktivitäten u. ä., dass diese Erkenntnis zum kulturellen Erbe der Menschen gehört und praktizierte Rituale und Bräuche durchaus auch als Methoden gelesen werden können, das Set der Konsumenten mit Blick auf die angestrebte Wirkung gezielt zu beeinflussen.

Wider substanzfixierter Fantasien

> ***Drogensozialisation***
> *Gelenkte und absichtsvolle (Erziehung) als auch freie, unabsichtliche Kulturbegegnung der Persönlichkeit mit dem Ziel, den Umgang mit psycho-aktiven Substanzen in die unmittelbaren sozialen Beziehungen und die Gesellschaft als Ganzes einzupassen. Dies erfolgt wesentlich über die Vermittlung von Normen, Werten, Ritualen und die unmittelbare praktische Einbindung in die jeweiligen Drogenkulturen.*

Mit einem Verweis auf diese Zusammenhänge kann unrealistischen und naiven Erwartungen von Konsumenten entgegengetreten werden. Diese verbinden mit dem Konsum psycho-aktiver Substanzen oft eine unbestimmte Erwartung oder die Hoffnung auf ein psychisches Großereignis; die sich eigenständig und ohne eigenes Zutun aus der psycho-aktiven Substanz „zaubern" ließen. Diese Vorstellungen stehen ganz in der Tradition substanzfixierten Denkens. Drogenforschung und Drogenpraxis unterstreichen jedoch, dass mit dem Konsum psycho-aktiver Substanzen nur dasjenige zu Tage tritt oder gegebenenfalls mehr Kontur bekommt, was in der Psyche, der Seele, im Geist des Konsumenten bereits angelegt oder vorhanden ist. Insofern wird das gedankenlose Konsumieren den Potentialen einer psycho-aktiven Substanz in der Regel nicht gerecht.

2.3.4 Setting: Die sozialen Rahmenbedingungen des Konsums

Auch mit dem Konstrukt „Setting" gerät der Menschen als aktiver Mitgestalter seines Substanzkonsums und damit auch seiner Konsumerfahrung in den Blick. Das Wissen um wesentliche Dimensionen des Settings und hilfreiche Hinweise zu deren Gestaltung sind folgerichtig unumgänglich, um zu sozial und persönlich integrierbaren Formen des Substanzkonsums zu finden.

Unter *Setting* werden ganz allgemein die äußeren Umstände des Konsums verstanden, die als Rahmenbedingungen und Einflussfaktoren die dabei erzielten Wirkungen beeinflussen. Insofern ist „Setting" das Pendant, aber auch die Ergänzung zum Begriff „Set". In Anbetracht der besonderen Bedeutung, die soziale Gegebenheiten für das Handeln des Menschen grundsätzlich immer haben, ist die gesonderte Betrachtung von Set und Setting ausschließlich einem analytischen Vorgehen geschuldet. Diese Abspaltung voneinander existiert in der Praxis nicht. In der Realität greifen beide Aspekte ineinander und bilden ein eng verwobenes Ganzes: Ein Abend mit Freunden, auf den sich jeder schon lange gefreut hat, zu dem er also in guter Laune erscheint, dort mit seiner Lieblingsmusik begrüßt wird und sich gern von der allgemeinen Fröhlichkeit anstecken lässt, enthält sowohl Set- als auch Setting-Einflüsse, die sich durchdringen und gegenseitig aufschaukeln. Insofern ist die hier vorgenommene Separierung allein der Notwendigkeit geschuldet, zunächst die beiden Seiten für sich genommen zu klären, ehe sich der Blick auf die Wechselwirkungen und gegenseitigen Abhängigkeiten richten kann.

Setting-Einflüsse kommen von überall her

Das Setting und damit die einflussreichen äußeren Umstände des Substanzkonsums lassen sich konkretisieren und können beispielsweise danach unterschieden werden, von welcher Ebene der Gesellschaft sie jeweils ausgehen:

Gesetze und Regeln

- Prägende Setting-Einflüsse gehen von den materiellen und kulturellen Gegebenheiten als Ganzes aus. Dazu gehören die in einer Gesellschaft geltenden gesetzlichen Regelungen in Zusammenhang mit der jeweiligen psycho-aktiven Substanz wie z. B. Vorgaben zu deren Produktion, Handel, Erwerb und Konsum. Damit wird nicht nur deren Verfügbarkeit festgelegt, sondern in gewisser Weise auch die Zugänglichkeit zu konsumrelevantem Wissen sowie Einfluss ausgeübt auf die sich entwickelnden Normen und Werte. Dies wird beispielsweise an den kursierenden Stereotypen zu den Konsumenten illegalisierter psycho-aktiver Substanzen gut nachvollziehbar. In unserer Gesellschaft ergeben sich erhebliche Setting-Unterschiede zwischen legalisierten und illegalisierten Substanzen. Während die einen gesellschaftlich akzeptiert sind und deren legale Verfügbarkeit allen Konsumenten einen umfangreichen Verbraucherschutz gewährt, sind die Konsumenten illegalisierter Substanzen nicht nur der Strafverfolgung ausgeliefert, sondern auch den destruktiven Mechanismen eines Schwarzmarktes, die kaum Zusicherungen von Qualitäten und fairen Preisen ermöglichen, dafür aber zweifelhafte Beschaffungskanäle und zwielichtige Geschäftspraktiken fördern.

- Setting-Einflüsse ergeben sich auch aus sozialen Milieus und Schichten, subkulturellen Bezügen, sozialen und demographischen Gruppenzugehörigkeiten, aus Geschlechtsidentitäten etc. Diese wirken mit eigenen Anteilen, Prägungen, Entwicklungstrends und Gesetzmäßigkeiten. Der Alkoholkonsum ist beispielsweise in unserer Kultur ein Handeln, das den gesunden, leistungsfähigen Erwachsenen vorbehalten ist. Schon innerhalb der Gruppe der Erwachsenen bestehen deshalb große informelle Unterschiede darin, was beispielsweise für Frauen und Männer oder für Jüngere und Ältere als „schicklich" gilt. Auf diese Weise werden informelle Konsumsitten zu Formen kollektiver Selbstregulierung im jeweiligen sozialen Nahfeld, genauso wie auch weitere informelle Arten der Normsetzung und Normüberwachung sowie kollektiv gefundene Übereinkünfte über akzeptierbare und nichtakzeptierbare Formen des Konsums u. ä. zu wesentlichen Setting-Einflüssen dieser Ebene werden. **Sitten und Bräuche**
- Setting-Einflüsse der individuellen Ebene ergeben sich z. B. aus der für den Konsum gewählten Umgebung, den Begleitumständen und den konkreten sozialen Bezügen, die während des Konsums eingegangen werden. Diese prägen sehr direkt und unmittelbar die jeweilige individuelle Konsumsituation und fördern bestimmte Wirkungen oder Effekte des Substanzkonsums, während sie wieder andere Reaktionen unterbinden oder sogar verhindern. **Konsumumstände**

Der Einfluss der einzelnen Setting-Ebenen auf den tatsächlich praktizierten Konsum ist sehr unterschiedlich. Dennoch lassen sich selbst für die abstrakteren Ebenen (Kultur als Ganzes, soziale Zugehörigkeiten) Bezüge aufzeigen, die auf die konkrete individuelle Konsumpraxis und die damit erreichbaren Wirkungen Einfluss nehmen. Allein der Umstand, dass der Erwerb und Besitz einer bestimmten Substanz entweder ganz oder für bestimmte Personengruppen verboten ist (z. B. Alkohol für Jugendliche), gibt der Konsumsituation einen deutlichen Stempel und zwingt z. B zu Heimlichkeit, sich Verstecken-Müssen und Angst vor dem Entdeckt-Werden, fördert aber auch die Lust an der Provokation und die Freude an dem Spannungsbogen von Verbot und Erwischt-Werden.

Merkenswert: Das Setting umfasst sowohl formelle gesellschaftliche Regelungen, als auch soziale Normen und Werte, kollektive Sitten, Bräuche und andere informelle Regulierungen des Konsums sowie soziale Begleitumstände, die die konkrete Konsumsituation des Einzelnen prägen. Diese nehmen auf die Effekte des Konsums psychoaktiver Substanzen Einfluss und bedürfen einer gezielten Ausgestaltung, damit sie zu einem sozial und persönlich integrierbaren Konsum psycho-aktiver Substanzen beitragen können. Für den Umgang mit Setting-Einflüssen sind Lernprozesse auf individueller und kollektiver Ebene eine wichtige Voraussetzung.

2.4 Resümee

Fürsorge durch Angst?

Schon eine Auseinandersetzung mit dem Begriff „Drogen" verdeutlicht, dass viele Facetten unseres Alltagswissens und -denkens nicht exakt sind bzw. falsche Vorstellungen und Fehlurteile fördern. Weit verbreitet sind noch immer Ideen, nach denen eine Droge etwas mit einem Menschen mache und insofern Macht über Menschen gewinne. Die bis heute aktive Initiative „Keine Macht den Drogen" legt mit ihrem Slogan sogar nahe, dass der Mensch einer Substanz schicksalhaft ausgeliefert sei und ohne eigenes Zutun Opfer eines Stoffes werde. In dieser Logik wird eine Substanz zu einem Täter und in diesen Bezügen zu einem handelnden Akteur – ein Bild, das die Absurdität dieses Denkens unterstreicht.
Der Hintergrund von Ideen, die ausschließlich das neuro-chemische Potential eines Stoffs in den Blick nehmen und alle weiteren Einflussfaktoren auf die Wirkung dieser Substanz auf den Menschen ausblenden, sind möglicherweise Ängste und wohlmeinendes paternalistisches Engagement, mit dem Menschen vor Schaden geschützt werden sollen. Die Botschaften, die von einem substanzfixierten Denken ausgehen, heißen: Psycho-aktive Substanzen seien eine unberechenbare Gefahr, also unter keinen Umständen kalkulier- und beherrschbar; diese Substanzen würden immer Krankheit und Ruin auslösen, wobei an diesen Schreckensszenarien allein die Substanzen schuld seien. In diesen Sichtweisen werden der Mensch und seine Verantwortung als Konsument dieser Substanzen weitgehend ausgeblendet.

Der Sinn dieser abschreckenden Bilder ist augenscheinlich: Menschen sollen bewegt werden, um diese Substanzen einen großen Bogen zu machen und jeglichen Konsum zu unterlassen. Allerdings unterstreicht ein Blick auf die Realität, dass ein solches Ziel zu keiner Zeit und an keinem Ort erreicht wurde. Selbst ein totales Verbot und die Androhung von Todesstrafe haben bisher nicht verhindert, dass sich zu bestimmten psycho-aktiven Substanzen auch ein kultureller Umgang durchsetzte. Welche Substanzen in kulturellen Konsumformen populär wurden, war immer auch trendbedingt, wechselte mit der Zeit und wird heute beispielsweise auch durch die Angebote auf dem Pharmamarkt geprägt: Immerhin starteten viele der heute auch kulturell genutzten psycho-aktiven Substanzen ursprünglich als Medikamente oder sind es bis heute, weshalb für einen kulturellen Umgang mit diesen Substanzen nicht auf ein festgefügtes Wissen und einen erfahrungsbasierten Fundus an Konsumsitten und -bräuchen zurückgegriffen werden kann, sondern sich diese erst durch einen oft mühsamen Lern- und Erfahrungsprozesse herausbilden müssen.

Menschen wollen nicht auf psycho-aktive Substanzen verzichten: An keinem Ort, nirgends!

Unabhängig von aktuellen Konsumtrends zeichnet sich als allgemeine Entwicklung ab, dass Menschen nicht auf psycho-aktive Substanzen verzichten wollen und können. Ihnen dieses Bedürfnis zu verwehren, bedeutet, den Menschen eine für sie wichtige Lebensaktivität grundsätzlich zu untersagen. Würde man ein solches Ansinnen auf das Ausleben von Sexualität übertragen, wäre das Ausmaß, mit dem dieses Anliegen die Würde des Menschen unterminiert, sofort augenscheinlich. Der Verweis auf diese Parallele scheint aber geeignet, um verständlich zu machen, warum eine grundsätzliche Abwertung des menschlichen Strebens nach psycho-aktiven Wirkungen mit akzeptierenden Grundhaltungen unvereinbar ist.

Allerdings ist unbestritten, dass der Umgang mit diesen Substanzen keineswegs einfach und profan ist und mit einer Reihe von Risiken verbunden sein kann. Insofern gilt es, diejenigen, die mit psycho-aktiven Substanzen umgehen wollen, nicht mehr ahnungslos und ohne Hinweise und Hilfestellungen für eine gelingende Praxis zu lassen, sondern ihnen für dieses risikoreiche Tun umfangreiche Lern- und Erfahrungsprozesse zu ermöglichen. Zu diesem Wissen gehört auch ein Einblick in die Wirkungsweise psychoaktiver Substanzen.

Merkenswert: Die jeweils konkreten Konsumeffekte psychoaktiver Substanzen entfalten sich nicht aus sich heraus und werden auch nicht allein durch die pharmakologischen Strukturen der jeweiligen Stoffe geprägt. Angemessener als eine Fixierung auf die Substanzen ist eine Sichtweise, nach der bestimmte Substanzen mit ihren chemischen Strukturen ein Angebot darstellen, das durch die Menschen genutzt wird. Welche Effekte sich mit den Formen des Drogenkonsums jeweils einstellen, ist von verschiedenen Faktoren abhängig. Dazu gehören:

- **die gewählte Dosierung,**
- **die gewählte Applikationstechnik,**
- **die praktizierten Einnahmeintervalle,**
- **das aktuelle Set und**
- **das gewählte Setting.**

Diese Vielzahl der möglichen Einflüsse sorgt dafür, dass die Effekte des Drogenkonsums nicht stereotyp und gleichartig sind, sondern unterschiedliche Konsumenten selbst mit der gleichen Substanz in gleicher Dosierung unterschiedliche Wirkungen erleben können.

Nachvollziehbar wird zudem, dass über all diese Einflussfaktoren der Konsument entscheidet. Er kann seinen Konsum und die dabei auftretenden Effekte steuern mit der Wahl von Dosierung, Einnahmeform und Konsumumständen, die sowohl zu seiner psychischen Grundstimmung als auch zu den sozialen Gegebenheiten passen. Insofern kann und muss er auch die Verantwortung dafür übernehmen, wie er die Art und die Effekte seines Drogenkonsums gestaltet. Unabweisbar ist zugleich, dass die Konsumenten für sachgerechte Entscheidungen ein umfangreiches Detailwissen und praktische Erfahrungen benötigen. Insofern erweisen sich Nichtwissen und falsches Wissen als Risikofaktoren von hoher Tragweite, die auch von einer Gesellschaft, die das Drogenthema tabuisiert, mit zu verantworten sind.

2.5 Nach- und Weiterlesenswert

Barsch, G. (2008): Lehrbuch Suchtprävention, Geesthacht, Kapitel 5-6, S. 163-240

Fromberg, E., Trautmann, E. (1996): Prämissen der Drogenpolitik. In: Wissenschaftlicher Beirat des Bundesverbandes für akzeptierende Drogenarbeit „akzept e. V.“ (Hrsg.)(1996): Wider besseres Wissen. Bremen, S. 13-28

Galert, Th., Bublitz, Ch., Heuser, I., Merkel, R., Repantis, D., Schöne-Seifert, B., Talbot, D. (2009): Memorandum: Neuro Enhancement - Das optimierte Gehirn. In: Gehirn&Geist 11(2009), S. 1-12

Ludwig, R., Neumeyer, J. (1991): Die narkotisierte Gesellschaft – neue Wege in der Drogenpolitik und akzeptierenden Drogenarbeit, Marburg

Neumeyer, J., Schaich-Walch, G. (1992): Zwischen Legalisierung und Normalisierung – Ausstiegsszenarien aus der repressiven Drogenpolitik. Marburg

Quensel, S. (1991): Substanz und Bedeutung des Drogenkonsums – eine Einleitung. In: Kappeler, M. (1991): Drogen und Kolonialismus – Zur Ideologiegeschichte des Drogenkonsums. Frankfurt/M., S. 9-16

Scheerer, S., Vogt, I. (1989): Drogen und Drogenpolitik. Frankfurt/M., Kapitel A, S. 15-49

Schmidbauer, W., v. Scheidt, J.(1997): Handbuch der Rauschdrogen. München

Schuldes, B. M. (1995): Psychoaktive Pflanzen. Werner Pipers Medienexperimente, Der grüne Zweig 164, Solothurn

Turner, D.M. (1997): Der psychedelische Reiseführer. Solothurn

Völger, G., von Welck, K., Legnaro, A. (Hrsg.)(1981): Rausch und Realität. Drogen im Kulturvergleich. Teil 1-2, Köln

3 Gute Drogen – schlechte Drogen? „Allein die Dosis macht das Gift!“

In Anlehnung an die WHO sollen unter Drogen Substanzen verstanden werden, die neuro-physiologische Funktionsveränderungen anstoßen, die ihrerseits zu Änderungen in den Sinnesempfindungen, in der Stimmungslage, im Bewusstsein und in anderen psychischen Bereichen führen. Wesentlich ist zugleich, dass diese Veränderungen ein Ausmaß haben, das auch von der Person selbst wahrgenommen werden kann. Aus dieser allgemeinen Begriffsbestimmung für „Drogen“ ergeben sich interessante Einblicke.

3.1 Warum Drogen zu Drogen werden?

Der Stoff muss verdaulich sein

Zu den Grundvoraussetzungen des Wirkens psycho-aktiver Substanzen gehört zunächst, dass diese von dem menschlichen Körper überhaupt erkannt werden können, in das reguläre Stoffwechselgeschehen integrierbar sind und hier wirksam werden können. In diesem Sinne gilt grundsätzlich:*„...der Stoff, der zur Droge werden soll, muss für den menschlichen Organismus konsumierbar sein“ (Kappeler 1991, S. 40).*

Die Erkenntnisse der modernen Medizin unterstreichen diese Aussage durch den Verweis auf eine Vielzahl sogenannter „endogener Drogen“, die eher als Nebenprodukt der psycho- und neurowissenschaftlichen Suche nach neuen Medikamenten gefunden wurde.
Es handelt sich dabei um körpereigene Substanzen, die in ihrer chemischen Struktur und damit in ihrer Wirkweise bekannten psycho-aktiv wirkenden, aber von außen zugeführten Stoffen verblüffend ähnlich sind. Am bekanntesten sind die körpereigenen Endorphine, deren Bedeutung für das Schmerzmanagement gut erforscht

Beispiele für endogene- und exogene „Drogen“

Natürliche Neurotransmitter	***Psycho-aktive Substanz***
Serotonin	*Pcilocybin*
Noradrenalin	*Kokain*
Phenethylamin	*Kakao*
Adrenalin	*Amphetamin*
Endorphin	*Morphium, Heroin*
Gamma-Aminobuttersäure (GABA)	*Ibotensäure*

ist und von denen man weiß, dass sie gezielt über langanhaltende rhythmische Bewegungen (z. B. Joggen, Trommeln, Geschlechtsakt) aktiviert werden können. Bestätigung kommt auch von Forschungen, die einen umgekehrten Erkenntnisweg gehen und ausgehend von gefundenen psychoaktiven Substanzen danach suchen, ob für diese Substanzen entsprechende körpereigene Rezeptoren existieren. Eines der aufsehenerregenden Ergebnisse der letzten Zeit ist in diesem Zusammenhang das Auffinden körpereigener Cannabinoid-Rezeptor-Liganden[7] und die Forschung dazu, welche Funktionen dieses weitverzweigte und über den Körper verteilte Cannabinoid-Rezeptorsystem erfüllt. Diverse Forschungen auch zu anderen Stoffen bestätigen, dass neuro-chemisch wirkende Substanzen nur dann psychoaktiv werden können, wenn sie auf körpereigene Strukturen treffen, die die vermittelten chemischen Informationen auch „lesen" und verarbeiten können: In diesem Zusammenhang wird oft das Bild „Schlüssel und Schlüsselloch" bemüht.
Mit dem Wissen um die vorhandenen körpereigenen „Andockstationen" für psycho-aktiv wirkende Substanzen fällt es schwer, diese als „Gifte" zu bezeichnen. Und dennoch haben unbedacht oder bewusst verwendete Begriffen wie „Suchtgifte" oder „Rauschgifte" weiter Konjunktur. Sie verweisen darauf, dass der Nutzer dieser Begriffe von diesen neuen biochemischen Erkenntnissen nicht weiß oder über diese noch nicht nachgedacht hat.

Die Beschäftigung mit Techniken, mit denen gezielt körpereigene psychoaktive Substanzen angeregt werden können, ist nicht allein in Bezug auf mögliche medizinische Anwendungen aufschlussreich – bis heute lassen sich Kulturen finden, die Rausch- und Ekstasetechniken in Heilungsrituale eingebunden haben, die ihrerseits bewirken, was in unserer Kultur durch die Einnahme von Medikamenten gemanagt wird.
Auch für eine pädagogische Arbeit ergibt sich eine Vielzahl von Anregungen, wie das Bedürfnis der Menschen nach Rausch und Ekstase ernst genommen werden kann und auf welche Weise diese Bedürfnisse z. B. auch ohne Substanzkonsum ausgelebt werden können.

---

[7] Als Liganden werden in der Biochemie Stoffe bezeichnet, die sich an ein Zielprotein, beispielsweise einen Rezeptor, binden können. Liganden werden dort nicht umgesetzt oder verändert, können jedoch die Funktionen der besetzten Rezeptoren direkt beeinflussen (z. B. aktivieren oder inaktivieren).

Merkenswert: Menschen sind durch körpereigene Rezeptorsysteme darauf vorbereitet, auf psycho-aktive Substanzen zu reagieren. Nur durch die Tatsache, dass es biochemisch ein entsprechendes System gibt, das die chemischen Botschaften einer Substanz lesen kann, kann sich deren Wirkung überhaupt entfalten. Natürlicherweise sind es körpereigene Substanzen, die an diese Rezeptoren andocken und damit wichtige Reaktionen z. B. in Zusammenhang mit dem Management von Schmerz ermöglichen. Die Aufnahme ähnlicher oder identischer Substanzen vermag diese Reaktionen auch unabhängig vom Körpergeschehen auszulösen. Die regelmäßige Zufuhr entsprechender Stoffe von außen nimmt jedoch auch Einfluss auf das körpereigene Rezeptorsystem und seine Wirkmechanismen: Zusätzliche psycho-aktive Substanzen können Rezeptoren blockieren, einen Umbau initiieren oder deren Rückbildung provozieren. Auch die Produktion körpereigener psychoaktiver Substanzen wird durch eine regelmäßige zusätzliche Zufuhr von außen verändert – in Abhängigkeit von den jeweiligen Stoffen oft, indem deren Produktion vermindert wird.

Das Wissen um das Zusammenspiel von körpereigenen Strukturen mit von außen zugeführten psycho-aktiven Substanzen fordert dazu auf, bedachtsam mit Manipulationen des körpereigenen Systems umzugehen, um das Entstehen langfristiger negativer Veränderungen möglichst zu vermeiden. Es offeriert aber auch die Chance, sich mit Rausch- und Ekstasetechniken auseinander zu setzen, die aus unserer alten Geschichte überliefert sind (z. B. der Tanz der Hexen um den Blocksberg) und in anderen Kulturen bis heute ihren Platz haben (z. B. Meditation, Fasten, Trommeln), um diese für die Befriedigung der auch heute noch starken Bedürfnisse nach Rausch und Ekstase wieder nutzbar zu machen.

3.2 Nicht immer Rauschmittel: Mit verschiedener Dosis und Applikation zu verschiedenen Effekten

Der Verweis darauf, dass eine neuro-chemische Substanz erst dann psycho-aktive Wirkungen zeigt, wenn die angestoßenen Funktionsänderungen von der konsumierenden Person auch wahrgenommen werden können, macht bereits auf die besondere Rolle der Dosierung aufmerksam. Nachvollziehbar wird, dass in Abhängigkeit von der gewählten Dosierung sehr unterschiedliche Veränderungen möglich werden: Sie können von nur leicht spürbaren Effekten über deutlichen Veränderungen der Bewusstseinslage bis zu zeitweisen Verlusten des Wachbewusstseins reichen.

Auf dieses Wissen wird in der Medizin regelmäßig zurückgegriffen, wenn ein Medikament je nach Dosierung als Beruhigungsmittel (Sedativa), Erregungsdämpfer (Tranquilizer), Schlafmittel oder Betäubungsmittel wirken soll. Auch im kulturellen Umgang mit psycho-aktiven Substanzen werden mit unterschiedlichen Dosierungen unterschiedliche Effekte angestrebt. In vielen Situationen hüten sich Konsumenten davor, sich durch eine zu hohe Dosis und einen dadurch ausgelösten komatösen Rausch in riskante Situationen und um das Miterleben bestimmter Ereignisse zu bringen: Wie schade, wenn ein langersehntes Fest durch Umnachtung weit vor seinem eigentlichen Abschluss sein Ende findet!

> ***„… Wenn ihr jedes Gift recht auslegen wollt, was ist da, was nit Gift ist? Alle Dinge sind Gift und nichts ist ohne Gift. Allein die Dosis macht, dass ein Ding kein Gift ist!“***
>
> *Paracelsus*

Nachvollziehbar wird, dass die oft gebrauchten Begriffe „Betäubungsmittel“ oder „Rauschmittel“ eher in die Irre führen. In diesen kommt der Sachverhalt nicht mehr vor, dass diese Substanzen nicht immer und unabdingbar betäuben, sondern das Ausmaß der Wirkung psycho-aktiver Substanzen durch die Dosis und die Applikationsform gestaltet werden kann. Besonders verwirrend wird diese Begriffswahl im geltenden „Betäubungsmittelgesetz (BtmG)“: Unter den Geltungsbereich dieses Gesetzes, das unbesehen bei jeder psycho-aktiven Substanz von einem „Betäubungsmittel“ spricht, fallen Stoffe, die eher nicht betäuben, sondern das Bewusstsein auf andere Weise verändern, in gewisser Weise erweitern (u. a. Halluzinogene wie LSD, Psilocybin) bzw. Aufmerksamkeit und Konzentration sogar ankurbeln können (u. a. Kokain, Amphetamin).

Merkenswert: Begriffe wie „Rauschgifte", „Rauschmittel" oder „Betäubungsmittel" schreiben psycho-aktiven Substanzen Wirkungen zu, die sie nicht per se haben. Die mit den Begriffen angesprochenen extremen Konsumeffekte (Gift, Betäubung, Rausch) stellen sich nie automatisch ein, sondern sind immer abhängig von den Entscheidungen des Konsumenten für eine bestimmte Dosierung und Applikationstechnik.

Insofern gehören diese Begrifflichkeiten zu einem Arsenal, das Vorurteile und Ängste transportiert. Sie schieben ein substanzfixiertes Denken an, in dem die Handlungsspielräume und damit die Verantwortung der Konsumenten ausgeblendet bleiben und nicht wahrgenommen werden.

3.3 Drogen: Wie Ordnung in die Vielzahl bringen?

Unter dem Stichwort „Drogen" findet man nicht nur Beschreibungen von psycho-aktiven Substanzen, die in unserem Kulturkreis mehr oder weniger bekannt sind und für die sich ein medizinischer und/oder kultureller Umgang herausgebildet hat. Forschungen zeigen darüber hinaus, dass es in unserer Region eine Vielzahl psycho-aktiv wirkender Stoffe gibt, wobei die Kenntnis dieser Besonderheit und das Wissen, über welche Konsumformen man sich diese psycho-aktiven Wirkungen zu eigen machen kann, allmählich verloren gegangen sind oder gewaltsam vernichtet wurden (in Zusammenhang mit der Hexenverfolgung wurden z. B. Bilsenkraut und Stechapfel zu Hexenkräutern und das Wissen um deren Konsum ausgemerzt).

Systeme sind immer auch Vereinfachung

Zu dieser fast unüberschaubaren Zahl einheimischer „Drogen" kommen im Zuge der Globalisierung psycho-aktive Substanzen, wie sie in der Fauna und Flora anderer Klimazonen vorkommen und von Konsumformen, die in anderen Kulturen praktiziert werden. Zusammen mit den psycho-aktiven Substanzen, die durch die pharmakologische Forschung permanent neu auf den Markt gebracht werden, existiert damit ein kaum noch zu überschauender Fundus an psycho-aktiv wirkenden Stoffen. Insofern gibt es immer wieder Versuche, Übersicht in diese Vielfalt zu bringen und diese Substanzen nach bestimmten Merkmalen zu ordnen.
So einsichtig der Wunsch ist, zu Klassifikationen und Einordnungen zu kommen, sollte immer vor Augen bleiben, dass jede Systematisierung nach bestimmten Gesichtspunkten „sortiert" und die Zuordnung in „Schubfächer" in der Regel um den Preis der Vereinfachung erfolgt.

In einem solchen Prozess werden für jede Substanz Verallgemeinerungen vorgenommen, die letztlich dazu führen, dass das Wissen, das über eine Systematisierung vermittelt wird, für die ganz konkrete Praxis des Umgangs mit diesem Stoff nicht mehr ausreichend ist: Vergleichbar sind diese Zusammenhänge mit der Alltagserfahrung, dass es zwar hilfreich ist zu wissen, wo genau der Ort liegt, in dem ich eine Verabredung habe; das Finden der konkreten Straße und des Hauses, in dem ich die zu treffenden Personen finden werde, bleibt jedoch immer noch eine Herausforderung.

Hier sollen zwei Möglichkeiten einer Systematisierung vorgestellt werden: Zum einen die Unterscheidung in psychotrope und synthetische Substanzen, mit der Vorkommen und Herstellung der jeweiligen Substanz in den Blick genommen werden. Zum anderen eine mögliche Systematisierung der Wirkungsrichtungen psycho-aktiver Substanzen, die deren Wirkungsbreite insbesondere in Abhängigkeit von Dosierung, Set und Setting berücksichtigt.

3.3.1 „Sag mir, wie die Substanz hergestellt wird!“

Die Systematisierung nach Herstellungsarten lenkt den Blick auf die Unterschiede zwischen naturbelassenen Stoffen und denen, die man zunächst chemisch bearbeitet, ehe sie konsumiert werden. Mit einer solchen Unterteilung rücken die Unterschiede zwischen psycho-aktiven Naturstoffen und chemisch aufbereiteten halbsynthetischen und vollsynthetischen Stoffen in den Blick. Im Zentrum einer solchen Systematisierung stehen Zusammenhänge, die für die Gestaltung des unmittelbaren praktischen Konsums wichtig sind, die Aufmerksamkeit aber auch auf die Besonderheiten des kulturellen Umgangs und damit auf Traditionen und Bräuchen lenken.

Systematik psycho-aktiver Substanzen nach ihrer Herstellung				
Psychotrop			***Synthetisch***	
Pflanzliche Stoffe	***Tierisch Stoffe***	***Dämpfe/Mineralien***	***Extrakt***	***Design***
Marihuana	*Sekrete*	*Brom*	*Heroin*	*MDMA*
Coca	*Gifte*	*Quecksilber*	*Kokain*	*MDB*
Opium	*Körperteile*	*Äther*	*LSD*	

In einer Systematik nach Verarbeitungsformen kann man zwischen psychotropen und synthetischen psycho-aktiven Substanzen unterscheiden, wobei sich Letztere in Extrakte und vollsynthetische Stoffe weiter unterteilen lassen.

Mineralien und tierische Stoffe: Eher selten verwendet

Mineralische und tierische psycho-aktive Substanzen waren in unserer Kultur weniger verbreitet. Das Interesse wandte sich eher psycho-aktiv wirkenden Pflanzen zu. Dennoch lassen sich sowohl aktuelle als auch historische Hinweise zur Verwendung von *Mineralien* (z. B. Quecksilber) und als „Drogen“ geschnüffelten Dämpfen finden: Dazu gehören Benzin, Äther, Chloroform, Bromverbindungen, Xenon, Lithium, Arsen-Schwefelverbindungen u. a.

Um *tierische Stoffe* entspinnen sich viele Mythen. Diese ranken sich oft um ersehnte Effekte sexuellen Erlebens. Die Aussicht auf die besondere Ekstase treibt Menschen bis heute, tierisches Sekret, Schleimhaut, Gifte oder hormonhaltige Körperteile mit mehr oder weniger deutlich nachweisbaren Wirkungen zu sich zu nehmen: Mag es die Spanische Fliege sein, Nashornpulver, Tigerextrakte, Hirschpenis, Haifischflossen oder Robbenhoden – Menschen sind nicht zimperlich bei ihrer Jagd nach Illusionen. Unter den psycho-aktiv wirkenden Sekreten ist am bekanntesten der psycho-aktive Wirkstoff Bufotenin, der in der Schleimhaut von Krötenarten gefunden werden kann, die allerdings in südamerikanischen Breitengraden beheimatet sind.

Die psycho-aktiven pflanzlichen Stoffe: Schon immer Zauberpflanzen

Belege für das Wissen um psycho-aktiv wirkende Pflanzen lassen sich weit zurück und schon in den Anfängen der Menschheitsgeschichte nachweisen. Die erfahrbare wundersame Wirkung bestimmter Gewächse machte diese zu „Pflanzen der Götter" oder zu „Machwerken des Teufels“ – je nachdem, wie sich die Kultur jeweils zu Rausch und Ekstase positionierte.
Pflanzliche psycho-aktive Substanzen bestehen aus gesammelten, gereinigten und getrockneten Pflanzen oder Pflanzenteilen, die ohne weitere extrahierende Verarbeitungsschritte konsumiert werden.

In unserer Kultur gehören dazu beispielsweise Tabak, die getrockneten Blätter des Teestrauchs, die Blätter und Blüten des Hanfs (Marihuana), Pilze u. a. Unsere Ahnen kannten sich auch noch mit Stechapfel, Bilsenkraut und Tollkirsche aus. In nichteuropäischen Drogenkulturen sind trotz Verbot und Strafverfolgung bis heute u. a. das Kauen von Coca-Blättern (z. B. in Kolumbien), Rituale rund um den Peyote-Kaktus (z. B. in Mexico) und das Rauchen von Rohopium (z. B. in Asien) als Konsumformen mit einer jahrhundertelangen Kultur erhalten geblieben – Konsumformen, die mit dem westlichen LSD-, Heroin- oder Kokainkonsum keinesfalls vergleichbar sind.

Marihuana: Ein komplexes Wirkstoffspektrum aus interagierenden Substanzen (ca. 60 Cannabinoide = stickstofffreie ölige Verbindungen):

- ***Delta-9-Tetrahydrocannabinol*** *= wichtigster halluzinogener Inhaltsstoff;*
- ***Cannabidiol (CBD)*** *= nicht psycho-aktiv, wirkt den halluzinogenen Effekten von THC entgegen; verstärkt sedierende und schmerzhemmende Eigenschaften von THC; wirkt den stimulierenden Effekten von THC entgegen;*
- ***Cannabinol (CBN)*** *= verstärkt psycho-aktive Wirkung von THC, in sehr hohen Dosen auch selbst psycho-aktiv;*
- ***Cannabigerol (CBG)*** *= wirkt beruhigend, nicht psycho-aktiv;*
- ***Cannabichromen*** *(CBC) = wirkt beruhigend, nicht psycho-aktiv, verstärkt die schmerzhemmende Eigenschaften des THC;*
- ***Ätherische Öle, Alkaloide*** *= Wachse, Mineralstoffe, Kohlenhydrate, deren sehr geringe Konzentration nicht unmittelbar wirksam ist.*

Für das Verständnis des Konsums psychotroper pflanzlichen Substanzen wird zentral, dass die Pflanzen nicht chemisch seziert und auseinander genommen werden, sondern in ihrer Gesamtheit erhalten bleiben, so dass sämtliche Inhaltsstoffe der Pflanze konsumiert werden. So wie Pflanzen nie aus nur einem einzigen Inhaltsstoff, sondern immer aus einem Geflecht aus Vitaminen, Mineralien, Flavonoide, Kohlenstoffen u.a. bestehen, kommt auch in psycho-aktiven Pflanzen nicht nur ein einziger derartigen Wirkstoff vor. So rückt z. B. bei Hanf irrtümlich fast ausschließlich die Struktur des Delta-9-Tetrahydrocannabinol in die Aufmerksamkeit, das heute oft nur kurz/verächtlich als THC bezeichnet und nun sogar als Name für Hanf kolportiert wird – dies, obwohl sich die typischen psycho-aktive Wirkungen des Hanfs aus dem Zusammenspiel von mehr als 60 unterschiedlichen Cannabinoiden erklären.

Psycho-aktive Pflanzen: Wunder der Natur

Alle psycho-aktiven Pflanzen bestehen aus einem Spektrum sehr unterschiedlicher Stoffe, die zudem untereinander Wechselwirkungen eingehen, sich in bestimmten Effekten gegenseitig verstärken, andere Wirkungen aber auch mildern, verändern, anders konturieren u. ä. – kurz: die Effekte des Konsums psychotroper pflanzlicher Stoffe sind das Resultat des Gesamtspektrums aller Stoffe, die in der konsumierten Pflanze enthalten sind. Zudem sorgt dieses Geflecht auch dafür, dass sich die Konzentration des als zentral angesehenen psycho-aktiven Wirkstoffs in der Regel über die Gesamtmenge verteilt. Dieses Wissen wird für die Gestaltung des Konsums wichtig.

Merkenswert: Die sogenannten Naturdrogen, die sich durch komplexe organische Verbindungen einer Vielzahl verschiedener Wirkstoffe auszeichnen, haben eine qualitativ andere Wirkung auf den menschlichen Organismus, als das reine, synthetisch isolierte Alkaloid, das in der Regel von westlicher pharmakologischer Forschung als Hauptwirksubstanz ausgemacht und aus dem Gesamtgefüge der Pflanze extrahiert wurde. Der Wirkungsunterschied beispielsweise von Kokain (in den westlichen Kulturen als „Koks" begehrt) und des Kauens von Coca-Blättern (seit Jahrtausenden bei den Andenindianern in den Alltag eingebaut) ist also nicht, wie gemeinhin angenommen, als eine graduelle Abstufung der Wirkung zu verstehen! Vielmehr bringen diese Konsumformen qualitativ verschiedene Wirkungsmuster hervor, sind also nicht miteinander vergleichbar und bedürfen deshalb auch einer unterschiedlichen Bewertung.

Als bösartige Unterstellung lässt sich damit die Behauptung enttarnen, die Andenindianer Boliviens, Kolumbiens oder Perus würden permanent „koksen". Richtig ist, dass sie in ihrem Alltag oft regelmäßig und lange Coca-Blätter kauen – eine Konsumform, die in ihren Wirkungen mit unserem Kaffeetrinken viel gemeinsam hat.

Durchschaubar wird aber auch, dass viele der heute verbreiteten psycho-aktiven Substanzen aus „eigenen Laboratorien" der westlichen Gesellschaft kommen. Es waren insbesondere europäische Chemiker, die in den pflanzlichen Grundstoffen (u. a. Hanf, Coca, Mohn) denjenigen Wirkstoff analysierten, der für das jeweils typische Wirkmuster der Pflanzen wichtig ist, diesen aus der naturgegebenen Komposition verschiedener Substanzen separierten und diesen Extrakt als neue Substanz mit völlig neuen Wirkmustern auf den Markt brachten. Von den wesentlichen Unterschieden zwischen naturbelassenen psycho-aktiven Pflanzen und aus Pflanzen gewonnenen Extrakten wissen heute beispielsweise diejenigen Konsumenten zu berichten, die zunächst illegalisiert Haschisch oder Marihuana konsumiert haben und in Anbetracht ihrer körperlichen Leiden heute legal mit Dronabinol[8] versorgt werden.

Die Erfolge europäischer Drogenforschung:

- ***1858**: Albert Niemann kristallisierte Kokain aus Coca-Blättern.*
- ***1873:** Charles Robert Alder Wright synthetisierte Diacetylmorphin, das 1898 von Bayer als das Medikament Heroin auf den Markt gebrach wurde.*
- ***1943**: Albert Hofmann experimentierte mit Mutterkorn und entdeckte dabei das LSD. Dieses wurde von Sandoz unter dem Namen Delysid auf den Markt gebracht, 1970 aber verboten.*
- ***1964:** Rafael Meshulam entdeckte das THC, das seit 2000 von THC Pharm GmbH als das Medikament Dronabinol auf dem Markt ist.*

Merkenswert: Heute populäre Substanzen wie Kokain, Heroin und LDS sind Extrakte aus Naturstoffen, für die es keine jahrhundertealten und damit durch Erfahrung geprüften Formen eines kulturellen Umganges gibt – zu kurz ist ihre Geschichte, die zumal von Verbot und Strafverfolgung geprägt ist. In diesem Sinne sind sie für alle Kulturen „kulturfremd". Dies bedeutet, dass diese Substanzen, die in der Regel als Medikamente entwickelt wurden, bei der Übernahme

---

[8] Medikament, das den Hauptwirkstoff des Hanfs (THC) als extrahierte Substanz enthält und das beispielsweise als Mittel zur Schmerzlinderung, bei Spasmen, zur Ankurbelung von Appetit u. ä. eingesetzt wird.

in den kulturellen Umgang einen mühevollen und auch risikoreichen Prozess hinter sich bringen müssen, in dem passende Konsumregeln, kollektive Normen und Regulierungsformen sowie immer wieder auch Lernprozesse zu einem sicheren Umgang entwickelt und praktiziert werden. In diesem sind Erfahrungen mit einem sozial und persönlich integrierbaren Konsum dieser potenten psycho-aktiven Substanzen herauszubilden und weiterzugeben. Ein Verbot derartiger Lernprozesse hält den Übergang von der medizinischen Anwendung zum kulturellen Umgang nicht auf, macht diesen aber beschwerlich und opferreich.

Vorsicht Öko-Falle!

Psychotrope pflanzliche Substanzen sind Naturprodukte. Sie haben keine tiefgreifenden Verarbeitungsprozesse durchlaufen, so dass die grundlegenden natürlichen Strukturen und die Muster der pflanzeneigenen Wirkstoffkomposition unverändert geblieben sind. Insofern könnte die Annahme aufkommen, dass der Konsum psychotroper Pflanzen, zumal wenn diese aus kontrolliertem Anbau kommen, in seinen Effekten überschaubar und damit weniger risikobehaftet sei. Dies ist jedoch leider ein Irrtum!

Risiken beim Umgang mit Pflanzen

> ***Der Wirkstoffgehalt psychotroper Pflanzen variiert in Abhängigkeit von:***
> - *Sorte (Wild- oder Zuchtsorte);*
> - *Standort (Bodenqualität, Wasser, Nährstoffe);*
> - *Klima (Sonne, Wärme, Wind, Regen);*
> - *Erntezeit (jüngere oder ältere Pflanze);*
> - *Qualität der Ernte (Beimengungen anderer Pflanzenteile, Sand, Staub, Schädlinge);*
> - *Art der Verarbeitung (Trocknung, Konservierung);*
> - *Zeit und Art des Aufbewahrens (Licht- und Luftwirkung).*

Eine schlechte Kalkulierbarkeit der Wirkstoffe ergibt sich zum einen daraus, dass diese Pflanzen unter den Bedingungen der Strafverfolgung für Anbau und Aufzucht selten auf natürliche Weise aufwachsen. Entsprechende Plantagen müssen vielmehr mit großem Aufwand versteckt werden, so dass die Pflanzen fast immer unter künstlichen Bedingungen und deshalb unter Einsatz von Kunstdünger, Pestiziden und sonstigen chemischen Mitteln heranwachsen. Sie sind damit weit entfernt davon, Normen des ökologischen Anbaus, der Ernte und der Aufbereitung zu erfüllen. Zum anderen haben natürliche Pflanzen zugleich die

Besonderheit, dass ihr Wirkstoffgehalt in Abhängigkeit von den konkreten Bedingungen des Klimas, des Bodens, der Ernte u. a. schwankt, weshalb ihr psycho-aktiver Wirkstoffgehalt auch nie eine berechenbare Dosis hat. Insofern müssen die Konsumenten immer aufs Neue und mit Bedacht die geeignete Dosierung austesten.[9] Schließlich gilt anzuerkennen, dass das Wissen um den Konsum einer Reihe psychotroper Substanzen über viele Jahrhunderte verloren gegangen ist bzw. durch Strafverfolgung vernichtet wurde. Rätsel und Mutmaßungen umrankten beispielweise den Konsum der sogenannten Hexenkräuter, deren Konsumformen und Dosierungsanweisungen heute nicht mehr bekannt sind. Deshalb sorgt das Experimentieren damit leider auch regelmäßig für Unglücksfälle.

Merkenswert: Der Konsum psychotroper Substanzen ist durch den wechselnden und damit nicht exakt bekannten Wirkstoffgehalt der Naturstoffe keineswegs einfacher und risikoloser. Er setzt wiederum besondere Fähigkeiten und Erfahrungen voraus, mit denen sich der aktuelle Wirkstoffgehalt der psycho-aktiven Substanz erkunden lässt und mit denen man sich mit seinen Konsumformen darauf einstellen kann.

3.3.2 Drogen: Das Muster möglicher Wirkungen und doch nie punktgenau

Systematisierungen, die psycho-aktive Substanzen nach ihren Wirkungen gruppieren, lassen sich viele finden. Oft wird dabei eine dominante Wirkungsrichtung ausgewiesen, die als charakteristisch für die jeweilige Substanz deklariert wird. In diese Darstellung ist gewöhnlich jedoch nicht

---

[9] Auch aus diesen Gründen steht beispielsweise die medizinische Verwendung von Cannabis vor besonderen Herausforderungen: Obwohl Patienten, die die Wirkung von Haschisch und Dronabinol vergleichen können, in der Regel die Wirkung von Haschisch bevorzugen und damit einer psychotropen Substanz den Vorrang geben, die auch kostenseitig weit günstiger ist, ist es bisher nicht gelungen, Cannabis als Medikament zuzulassen. Neben vielen drogenpolitischen Einwänden wird die Zulassung als Arzneimittel auch dadurch verhindert, dass es mit Blick auf das Naturprodukt Hanf unmöglich ist, den Wirkstoffgehalt von Marihuana oder Haschisch zu standardisieren.

einbezogen, dass die Wirkung einer Substanz nicht allein von ihrer pharmakologischen Struktur abhängig ist, sondern sich entlang substanzgegebener Potentiale, aber in Abhängigkeit von Set, Setting und Dosierung entfaltet.

Vorsicht substanzfixiert!

Will man substanzfixierten Denkmustern entkommen, muss man sich von dem Gedanken verabschieden, die Wirkung einer Substanz punktgenau beschreiben zu wollen. Welche Effekte eine psycho-aktive Substanz letztlich für den Konsumenten hat, ist immer von den Begleitumständen des Konsums abhängig. Schon die Alltagserfahrungen mit Alkohol untermauern diesen Fakt. So vermag beispielsweise Alkohol nicht in jeder Dosierung und nur beim Aufeinandertreffen ungünstiger sozialer Konsumbedingungen mit einer bestimmten persönlichen Verfasstheit der Konsumenten deren aggressiven Tendenzen zu verstärken und Gewaltdurchbrüche zu fördern. Alkoholkonsum muss aber nicht so enden. In Anbetracht der Vielzahl von Trinkgelegenheiten, die es in unsere Gesellschaft gibt, geht es beim Umgang mit Alkohol sogar überwiegend friedlich zu, wenn auch oft genug laut und provozierend. Ähnliches gilt auch für den Konsum von Cannabis, durch den nicht jeder und in jeder Situation zu einem friedliebenden Kiffer wird. Bei ungünstigen Konstellationen können sich beim Konsum dieser Substanz durchaus aggressiv gefärbte Situationen entwickeln.

Merkenswert: Die Wirkung psycho-aktiver Substanzen lässt sich nicht unabhängig von wichtigen Konstellationen des Konsums sachgerecht beschreiben. Zweifellos geben die pharmakologischen Strukturen der jeweiligen Substanz bestimmte Wirkmuster vor. Wie zwingend sich diese Wirkungen entfalten können, hängt insbesondere von der gewählten Dosierung und den Mustern des Wirkungseintritts ab, die z. B. durch die Applikationsform geprägt werden. Die Effekte, die die eintretenden Wirkungen der Substanz für die Konsumenten haben, hängen ihrerseits wesentlich von den gewählten Konsumbedingungen (Setting) und der persönlichen Verfasstheit des Konsumenten (Set) ab. Insofern kann es keine exakte und punktgenaue Beschreibung der Wirkungen einer Substanz geben.

Systematisierungen beinhalten immer auch Vereinfachungen, die in Anbetracht der Dominanz substanzfixierten Denkens zu Drogen jedoch oft gefährlich simplifizierend sind. Wichtig wird deshalb, dass bei der Beschreibung der Wirkung einer Substanz immer nachvollziehbar bleibt, dass die Wirkungspotentiale einer Substanz von Dosis, Applikation, Set und Setting abhängig sind.

Das folgende Wirkungskreuz (vgl. Weinmann 2009) ist ein Versuch, diese Grundaussage in die Debatte um die Wirkungspotentiale einer Substanz einzubringen.

Stimmungen, aus denen unser Wechselbad der Gefühle besteht

Bei dem hier vorgestellten Werkzeug zur Diskussion von Substanzwirkungen soll von Befindlichkeiten ausgegangen werden, die unser Wechselbad der Gefühle täglich ausmachen, zu denen persönliche Erfahrungen weit verbreitet sind und für die jeder Handlungsmuster, die damit in Zusammenhang stehen, zuordnen kann.

Für die Beschreibung der Wirkung einer psycho-aktiven Substanz soll gedanklich ein Fadenkreuz aufgespannt werden, das sich aus den Grundbefindlichkeiten „Liebe“, „Entspannung“, „Power“ und „Aggression“ zusammensetzt und in dessen Mitte „Euphorie“ platziert ist. Euphorie möge in dieser Darstellung als eine Hochstimmung gelten, die dem Handeln Antrieb und Kraft gibt, ohne bereits strikt die Richtung festzulegen, in die diese mündet.

Befragt danach, welche Gestimmtheiten und Handlungsmuster sich mit den jeweiligen Befindlichkeiten verbinden, erhält man oft eindrückliche Beschreibungen, die diesen abstrakten Begriffen mehr Leben einhauchen:

- *Entspannung*: Gelöst, entlastet, Abstand vom Alltag bekommen, Reaktionsschwelle herabgesetzt, Offenheit, Wohlbehagen, Relativierung des Leistungsstrebens, eingeschränkter Antrieb bis antriebslos …
- *Liebe*: Gesteigerte soziale Wahrnehmung, Kontaktfreude, anderen Menschen emphatisch zugewandt, Offenheit, sinkende Hemmschwelle, gesteigerte Libido …
- *Power*: Energiegeladen, überdreht, aufgekratzt, außer Rand und Band, Rededrang/Mitteilungsbedürfnis, ungestüm …
- *Aggression*: Selbstsicherheit, gesteigertes Selbstbewusstsein, Streitlust, eingeengte Urteils- und Kritikfähigkeit …

Diese Befindlichkeiten ließen sich weiter ausmalen. In ihrem Kern bleiben sie dem jeweiligen Formenkreis jedoch deutlich zuordenbar.

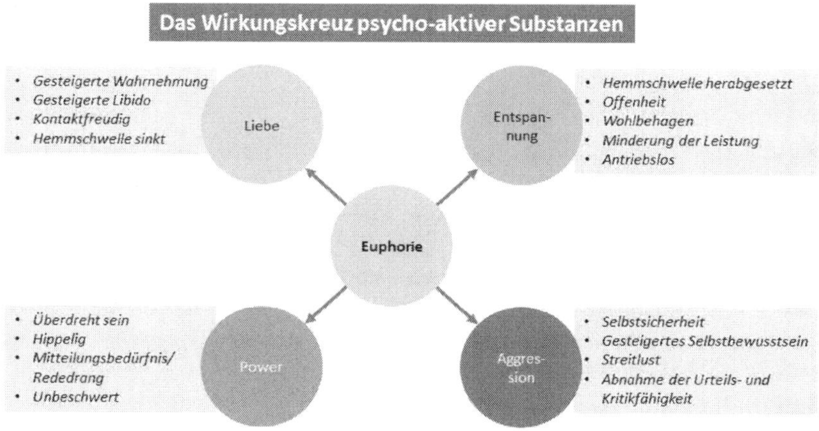

Unser Alltag belegt allerdings, dass die als zugehörig empfundenen Muster an den Rändern und beim Übergang zu benachbarten Grundstimmungen oft unscharf und in der Zuordnung uneindeutig werden (z. B. Liebe und Power sowie Power und Aggression): Wer weiß nicht, dass Verliebte oft viel Energie haben, Unruhe verbreiten und durch ihr Aufgekratzt-Sein auch anstrengend sein können; dass Anspannung und Rededrang einen Bezug zu gesteigertem Selbstbewusstsein haben können und dass dieses manchmal in aggressive Grundtöne und verbale Übergriffe kippt, dürfte auch zu den regelmäßig vorkommenden Erfahrungen gehören. Dass sich nach dem Ausagieren von Aggressionen Entspannung und sogar Wohlbehagen einstellen kann, wissen diejenigen, die ihren Frust in Jogging-Kilometern abbauen oder ihren Ärger in Gewichte stemmen. Insofern ist die Zuordnung von Handlungsstilen zu einem Befindlichkeitsmuster wie das Leben – nicht mathematisch eineindeutig und nicht in digitale Muster übersetzbar.

Das Wirkungskreuz – ein Werkzeug für die Auseinandersetzung
Mit diesem Wirkungskreuz lassen sich die Erfahrungen, die die Konsumenten mit bestimmten psycho-aktiven Substanzen sammeln können, in Abhängigkeit von den Konsumumständen abbilden. Insofern eignet es sich, sich mit den Wirkungsspektren psycho-aktiver Substanzen auseinanderzusetzen: Die sogenannten Aufputschmittel werden beispielsweise heute vielfach zur Steigerung von Leistung, Wachheit und Konzentration eingesetzt, weil sie Power und Energie ankurbeln. Unter ihrem Einfluss wird aber

auch der Übergang zu bedrängenden, auch aggressiven Handlungsweisen gefördert. Auch wenn diese in bestimmten Bereichen als cool, durchsetzungsstark, unnachgiebig und damit eher positiv umgewertet werden (z. B. im Marketingbereich, bei der Akquise), korrespondieren diese Handlungsstile eher mit einer aggressiven Befindlichkeit. Ähnlich uneindeutig ist auch die Wirkung einer geringen Menge an Beruhigungsmitteln (Sedativa) und angstlösenden Substanzen (Tranquilizer). Sie erleichtern nicht nur, Entspannung zu finden und Blockierungen abzubauen. Mit der angestoßenen Entspannung verbinden sich bei geeigneten Konsumumständen auch Anlehnungsbedürfnisse, die in den Befindlichkeitskreis „Liebe" hineinragen: Sich anderen gegenüber öffnen, Geborgensein und körperliche Nähe spüren u. a.

Das Beispiel Alkohol

Wie wären mit diesem Wirkungskreuz die Effekte des Alkoholtrinkens zu beschreiben? In geringen Dosierungen als Mittel für Erleichterung, Wohlbehagen, Entspannung und Öffnung zu anderen. Elemente dieser Grundstimmung können auch in den Formenkreis „Liebe" hineinreichen. Nicht umsonst ist Alkohol in unserer Kultur als Mittel für das Anbahnen sexueller Kontakte fest etabliert. Mit größeren Mengen Alkohol werden oft Redseligkeit und Lautstärke angekurbelt, Hemmungen fallen und lärmendes Tun sowie reduzierte Urteils- und Kritikfähigkeit verweisen auf die Kraftgefühle, unter denen der Konsument zu stehen glaubt. Schließlich ist durch fortgesetztes Trinken jeder Antrieb fortgetrunken – übrig bleibt ein total betrunkener und deshalb antriebs- und steuerungsloser Konsument.

Merkenswert: Das vorgestellte Wirkungskreuz eignet sich, um den Einfluss von Dosierung, Set und Setting in Betrachtungen über die Wirkung einer Substanz einzubeziehen und Konsumenten über die Bedeutung und die Wechselwirkungen verschiedener Konsumumstände für die eintretenden Effekte aufzuklären.

In diesem Zusammenhang sollten natürlich auch Grundfragen zu Risiken und Gefahren des Konsums psycho-aktiver Substanzen angesprochen werden.

3.4 Risiken des Konsums psycho-aktiver Substanzen

Der Umgang mit psycho-aktiven Substanzen ist keineswegs profan und einfach, sondern erfordert Wissen, Fähigkeiten und Kenntnisse sehr unterschiedlicher Art, um mit den damit möglicherweise auch verbundenen Risiken umgehen und denkbare Gefährdungen vermeiden zu können. Sorgfältig erfolgen müssen deshalb *einerseits* die Darstellungen der Risiken, die mit dem Konsum psycho-aktiver Substanzen verbunden sind, und *andererseits* die Erklärungen, wie diese Herausforderungen zu meistern sind.

Von der Gefahr zum Risiko

Dem Abschreckungskonzept alter Präventionsstrategien noch immer verpflichtet, werden oft Horrorszenarien zu „Drogen" entworfen. Dargestellt werden Gefahren, die so gravierend und unberechenbar erscheinen, dass sich kaum eine andere Alternative denken lässt, als auf den Konsum dieser Substanzen zu verzichten. Wohl in guter Absicht formuliert, andere vor Schaden bewahren zu wollen, verhindert eine überzogene Darstellung in der Regel jedoch nicht, dass diese Substanzen dennoch konsumiert werden. Deshalb lassen derartige Strategien *zum einen* die Konsumenten in unverantwortlicher Weise ohne hilfreiches Wissen und Unterstützung für ihr Tun und untergraben *zum anderen* die Glaubwürdigkeit sachgerechter Hinweise zu möglichen negativen Auswirkungen.

Sucht ist kein sofortiges Risiko

Um aus einer unberechenbaren Gefahr ein kalkulierbares Risiko zu machen, sind Kenntnisse und Erfahrungen zum Umgang mit denjenigen Substanzen nötig, die ganz konkret und aktuell konsumiert werden sollen. Dennoch ist hilfreich zu wissen, dass es unabhängig von der jeweiligen Substanz Risiken gibt, die beim Konsum einer jeden psycho-aktiven Substanz zu beachten sind. Diese ergeben sich nicht in erster Linie aus der Gefahr, in eine Abhängigkeit zu rutschen, wie oft fälschlicherweise angenommen wird. Die Entwicklung einer Abhängigkeit ist ein länger andauernder Prozess, in dem sich zunehmend konsumbedingte physische, psychische und soziale Probleme auftürmen. Abhängigkeit kann sich deshalb *nicht* mit dem erstmaligen Konsum einstellen. Bei einem langanhaltenden Konsum psycho-aktiver Substanzen ist allerdings immer zu reflektieren, ob bestimmte körperliche, psychische oder soziale Probleme oder Störungen in Zusammenhang mit den praktizierten Konsumformen stehen: Selbstaufmerksamkeit ist eine gute Voraussetzung, um derartigen Entwicklungen entgegen zu wirken.

Allgemeine Risiken des Konsums psycho-aktiver Substanzen
Neben dem Blick auf die langfristigen Folgen des Konsums ist die Herausforderung gestellt, den Risiken des aktuellen Konsums Rechnung zu tragen. Diese ergeben sich vor allem aus der Tatsache, dass psycho-aktive Substanzen auf Gehirn und Nervensystem wirken und Beeinträchtigungen in der Handlungsfähigkeit des Konsumenten auslösen können. Dies kann Auswirkungen in vielerlei Richtung haben:

- *Unfallgefährdung*: Die Gefahr, sich in einen Unfall zu verwickeln oder selbst einen Unfall auszulösen, steigt besonders dann, wenn die Konsumsituation sich mit Leistungsbereichen überschneidet, die auf besondere Weise Aufmerksamkeit und Reaktionsvermögen erfordern (z. B. im Straßenverkehr, aber auch im Freizeitbereich beim Umgang mit offenem Feuer, technischen Arbeitsgeräten wie Rasenmähern, Heckenscheren, beim Schwimmen und Klettern etc.).
- *Opferwerdung*: Unter der Wirkung psycho-aktiver Substanzen steigt die Gefahr, Situationen falsch einzuschätzen und sich damit in die Gefahr zu begeben, Übergriffen anderer Personen nicht zuvorzukommen oder nicht abwehren zu können und sogar ganz wehrlos zu sein (z. B. Diebstahl, Gewaltdelikte, sexueller Missbrauch).
- *Auslösen einer psychischen Störung:* Für Personen, bei denen eine Prädisposition zu psychischen Störungen oder psychiatrischen Erkrankungen vorliegt, kann der Konsum psycho-aktiver Substanzen eine gehaltende Balance aus dem Lot bringen und eine zugrundeliegende Störung auslösen, eine schon vorhandene Störung verschlimmern oder einen Rückfall in eine bereits behandelte Störung verursachen (z. B. Psychosen, Schizophrenie, Depression).
- *Auslösen von Krampfleiden:* Durch ihre Wirkung auf das Nervensystem können psycho-aktive Substanzen auch in Bezug auf Krampfleiden (Epilepsie) und zerebrale Anfälle als Auslöser oder als Rückfallursache wirken.
- *Schädigung des Ungeborenen:* Die meisten psycho-aktiven Substanzen erreichen über die Plazenta direkt das ungeborene Kind und beeinflussen dessen vorgeburtliche Entwicklung. Für viele Substanzen ist bekannt, dass diese beim Kind deutliche Entwicklungsschwierigkeiten verursachen können, die sich nicht allein im Körperwachstum, sondern auch in der Entwicklung des kindlichen Nervensystems niederschlagen und damit zu langanhaltenden bzw. sogar zu lebenslangen Schädigungen des Kindes führen können (z. B. Alkohol-Embryopathie).

- *Realitätsverlust*: Werden mit einem intensiven und regelmäßigen Konsum psycho-aktiver Substanzen langanhaltende Veränderung in der Wahrnehmung angestoßen und damit die Konfrontation mit der tatsächlich existierenden Außenwelt immer wieder hinausgeschoben oder verfälscht, kann dies zu Beeinträchtigungen in der Entwicklung angemessener Handlungsweisen, in der Soziabilität und schließlich auch in der Persönlichkeitsentwicklung insgesamt führen.

Neben diesen allgemeinen Risiken des Konsums psycho-aktiver Substanzen, die sich vor allem aus ihrer Wirkung auf das Nervensystem und den damit ausgelösten Veränderungen im Aufmerksamkeits-, Reaktions- und Denkvermögen ergeben, sind zugleich Risiken mitzudenken, die sich aus der Art und Weise ergeben, wie der Umgang mit bestimmten Substanzen in der Gesellschaft geregelt ist.

Die besonderen Risiken illegalisierter Substanzen

In diesem Zusammenhang ergeben sich eine Reihe weiterer Risiken daraus, dass bestimmte psycho-aktive Substanzen verboten wurden und der Umgang mit diesen unter oft drakonische Strafen gestellt ist. In Deutschland werden entsprechende Regelungen über das Betäubungsmittelgesetz (BtmG) durchgesetzt. Diese Risiken ergeben sich nicht aus der pharmakologischen Struktur der illegalisierten Substanzen und haben nicht unbedingt mit deren Gefährlichkeit für die Gesundheit zu tun. Gesetzliche Verbote psycho-aktiver Substanzen haben sich z. T. über Jahrzehnte und unabhängig von heute gültigen Erkenntnissen fortgeschrieben und gehen oft auf machtpolitische Entscheidungen zurück, die kaum einen Bezug zu den möglichen gesundheitlichen Gefahren haben. Diese Risiken resultieren aus der Illegalisierung dieser Substanzen, sind eher drogenpolitischer Natur, aber in ihrer Wirkung ebenfalls drakonisch:

- *Gefahr durch Strafverfolgung, Kriminalisierung und Ausgrenzung:* Das Verbot des Umganges mit bestimmten Substanzen führt dazu, dass Menschen, die diese Substanzen konsumieren, das Risiko haben, bei allen dazu nötigen Handlungen (u. a. Anbau, Handel, Erwerb, Weitergabe, Besitz) entdeckt zu werden, in die Routinen polizeilicher Beobachtung, Ermittlung und Überführung zu geraten, nicht nur juristisch, sondern auch moralisch verurteilt zu werden, mit Zweifeln an ihrem Verantwortungsbewusstsein und ihrer Handlungskompetenz konfrontiert zu sein (z. B. im Rahmen einer Medizinisch-Psychologischen Untersuchung) und sich möglicherweise sogar zu einer „Suchtkrankheit" bekennen müssen, um von einer Milderung drohender Freiheitsstrafen zu profitieren (§ 35 des BtmG erlaubt Therapie statt Freiheitsstrafe für den Fall, dass das Drogendelikt in Zusammenhang mit einer Abhängigkeit steht und eine Haftstrafe von weniger als zwei Jahren droht).

- *Gefahr von Einschnitten in „Normalbiographien":* Strafrechtliche Ermittlungen in Zusammenhang mit illegalisierten Substanzen führen in vielen Bereichen dazu, dass der jeweilige Konsument aus bestimmten sozialen Bezügen ausgeschlossen werden kann (z. B. Ausschluss aus Schule, Lehre, Ausbildung, Entzug der Fahrerlaubnis, Eintragungen in das Polizeiliches Führungszeugnis mit Einschränkungen bei Berufswahl und Arbeitsplatzerwerb), wodurch ursprüngliche Lebensstile und Zukunftspläne erheblich eingeschränkt oder sogar ganz unmöglich werden.
- *Schwarzmarkt* mit nicht berechenbaren Stoffqualitäten (Wirkstoffgehalt, Beimengungen): Illegalisierungen haben bisher noch in keinem Land und unter keinen Bedingungen verhindert, dass verbotene Substanzen kursieren. Selbst in Ländern mit Todesstrafe und in stark überwachten heimischen Institutionen wie Haftanstalten lassen sich diese Substanzen beschaffen. Mit der Illegalisierung entsteht jedoch folgerichtig ein Schwarzmarkt, der weder in Bezug auf die dort gehandelte Qualität noch in Bezug auf die verlangten Preise einer Kontrolle unterliegt. Folgerichtig kann der Konsument nie sicher wissen, was für eine Substanz er erwirbt, wie sie sich zusammensetzt und welchen Wirkstoffgehalt sie hat. Auf diese Weise ist ein risikobewusster Konsum sehr erschwert.
- *Beschaffungsprobleme*, die unmittelbar mit dem Schwarzmarkt gekoppelt sind: Kriminalisierung und Strafverfolgung führen immer wieder dazu, dass Versorgungswege unterbrochen werden, neue Handelsrouten und neue Mittelsmänner und -frauen gefunden werden müssen, so dass nicht nur mit einer diskontinuierlichen Versorgung gerechnet werden muss. Typisch für einen Schwarzmarkt sind in der Regel überteuerte und qualitativ schlechte Substanzen, die den Konsumenten nicht nur gesundheitlich gefährden, sondern auch finanziell ruinieren und zu weniger legitimen Beschaffungsmöglichkeiten drängen können (z. B. Prostitution, Betrug, Diebstahl, Raub).

- *Kontakte zum kriminellen Milieu*: Ein Schwarzmarkt entsteht, weil bestimmte Substanzen nicht legal erhältlich sind. Insofern wird den hier agierenden Händlern und Kurieren eine bestimmte kriminelle Energie abverlangt – nicht nur, um sich über die geltenden Gesetze und Normen hinwegzusetzen und den polizeilichen Ermittlungen durch Täuschung und Bluff zu entgehen, sondern genau diese Konstellationen für Geschäftsideen und Unternehmertum zu nutzen. Insofern ist das Angewiesen-Sein auf den Schwarzmarkt auch immer mit der Gefahr verbunden, Kontakte zu einem kriminellen Milieu zu bekommen, in dem auch andere Straftaten als legitim gelten, erwartet oder sogar eingefordert werden (z. B. Hehlerei, Korruption).

Merkenswert: Der Konsum psycho-aktiver Substanzen stellt hohe Anforderungen an den Konsumenten. Er muss eine Vielzahl von Risiken kennen und beachten, um sich durch den Konsum dieser Substanzen nicht zu gefährden. Insofern ist ein persönlich und sozial integrierbarer Konsum keineswegs profan und einfach zu bewerkstelligen, sondern setzt Prozesse des Lernens und Erfahrens voraus. Es liegt insofern nahe, weit gezielter und systematischer solche Lernprozesse zuzulassen, um die Konsumenten zu befähigen, zukünftig schwerwiegende Folgen durch unsachgemäßen Konsum vermeiden zu können.

Von dieser Logik ist die offizielle Drogenpolitik jedoch noch weit entfernt.

3.5 Nach- und Weiterlesenswert

De Ridder, M. (2000): Heroin. Vom Arzneimittel zur Droge, Frankfurt/M.

Hess, H. (1987): Rauchen – Geschichte, Geschäfte, Gefahren. Frankfurt/M u. New York

Heudtlass, J.-H., Stöver, H. (Hrsg.)(2005): Risiken mindern beim Drogengebrauch. Gesundheitsförderung, Verbrauchertipps, Beratungswissen, Praxishilfen. Frankfurt

Hurrelmann, K. (2004): Lebensphase Jugend. Eine Einführung in die sozialwissenschaftliche Jugendforschung. München

Kappeler, M. (1991): Drogen und Kolonialismus. Zur Ideologiegeschichte des Drogenkonsums. Frankfurt/M., S. 328-336

Schmidbauer, W., v. Scheidt, J. (1997): Handbuch der Rauschdrogen. München

Schuldes, B. M. (1995): Psychoaktive Pflanzen. Werner Pipers Medienexperimente, Solothurn

Turner, D. M. (1997): Der psychedelische Reiseführer. Solothurn

Weinmann, P. (2009): Projektunterlagen zum Drogen-Informationsprojekt „Highline“ der Hochschule Merseburg, unveröffentlichtes Manuskript, Merseburg

Zehentbauer, J. (2001): Körpereigene Drogen – die ungenutzten Fähigkeiten unseres Gehirns. Düsseldorf

4 „Drogenkonsum“: Die Pflicht genau zu unterscheiden

Die Tatsache, dass Menschen nicht nur heute, sondern zu allen Zeiten und in allen Kulturen psycho-aktive Substanzen konsumiert haben, interessiert auch die Wissenschaften. In Abhängigkeit davon, welchen Theorien und Modellen sich die einzelnen Fachdisziplinen verpflichtet fühlen, unterscheiden sich auch die Muster, mit denen Ursachen für den Drogengebrauch oder den problematischen Konsum psycho-aktiver Substanzen benannt, die Konsumenten dieser Substanzen beurteilt und Folgerungen abgeleitet werden, um möglichen Problemen entgegen zu wirken.

So unterschiedlich die Erklärungsmodelle, so unterschiedlich ist der Umgang mit den Konsumenten psycho-aktiver Substanzen

Die Gene sind es nicht!

Zurzeit sind biologische Erklärungsmodelle besonders populär. Sie suchen die Ursache für problematischen Substanzkonsum in der Physis des Menschen (u. a. Gene, Hirnstrukturen) und definieren diejenigen, die psycho-aktive Substanzen problematisch konsumieren, als Kranke. Aus dieser Sicht ist es logisch, für die angeblich per se „kranken“ Drogenkonsumenten ein entsprechendes medizinisches Hilfesystem einzufordern und zugleich auf politische Strategien zu setzen, die die Verfügbarkeit und Nachfrage nach diesen Substanzen möglichst unterbinden.

Ähnlich argumentieren eher psychologisch angelegte Theorien, die die Ursache für einen problematischen Konsum eher in prekären psychischen Entwicklungen suchen, die aus Trauma-

> ***Am 07. Dezember 1835 fuhren zum ersten Mal in Deutschland Menschen mit einem Zug. Die „Ludwigsbahn“ eröffnete zwischen Nürnberg und Fürth auf 6,1 Kilometer mit 30 km/h die Geschichte der deutschen Eisenbahn. Hierzu äußerte das Königliche Bayerische Obermedizinalkollegium:***
>
> *„Die schnelle Bewegung muss bei den Reisenden unfehlbar eine Gehirnkrankheit, eine besondere Art des Deliriums furiosum erzeugen. Wollen aber dennoch Reisende dieser grässlichen Gefahr trotzen, so muss der Staat wenigstens die Zuschauer schützen, denn sonst verfallen diese beim Anblick des schnell dahin fahrenden Dampfwagens genau derselben Gehirnkrankheit. Es ist daher notwendig, die Bahnstrecke mit einem hohen, dichten Bretterzaun einzufassen.“*

ta, Entwicklungsstörungen oder einem pathogenen sozialen Umfeld resultieren können. Auch in diesen Erklärungsmodellen ist der Konsument psycho-aktiver Substanzen in der Regel ein (psychisch) Kranker, dem einerseits geholfen werden muss und der andererseits durch Verbote und Strafen vor dem Konsum psycho-aktiver Substanzen zu schützen sei. Zu den aktuellen Erklärungsangeboten für Substanzkonsum zählen schließlich auch pharmakologische Modelle, die das Wirken psycho-aktiver Substanzen in neuronalen Strukturen untersuchen und das Wechselverhältnis körpereigener und von außen zugeführten Substanzen in den Blick nehmen. Einige dieser theoretischen Entwürfe sehen den Konsumenten als Opfer einer Substanz, die, einmal konsumiert, auf eine ihr eigene Weise Unheil im Körper anrichtet, wobei diese Bezüge als Faktor X bezeichnet werden, die man (noch) nicht exakter benennen könne. Auch diese Sichtweisen kommen zu dem Schluss, psycho-aktive Substanzen möglichst aus dem sozialen Leben zu verbannen.

Der Konsum psycho-aktiver Substanzen normaler als gedacht?

Neben diesen eher naturwissenschaftlich daher kommenden Erklärungsangeboten haben es soziokulturell argumentierende Grundideen schwer, Gehör zu finden. Diese verweisen beispielsweise darauf, dass Menschen mit dem Konsum psycho-aktiver Substanzen bestimmte, in der Regel ganz normale Bedürfnisse befriedigen und deshalb auszuhandeln ist, in welchen Bezügen ein solcher Konsum zweckmäßig und damit erlaubt ist und für wen und wo Grenzen für den Konsum gesetzt und auch durchgesetzt werden müssen. Wenn mit derartigen Thesen auch noch darauf verwiesen wird, das eine Gesellschaft Lern- und Erfahrungsfelder eröffnen und zulassen muss, um den Umgang mit psycho-aktiven Substanzen erlernen zu können und problematischen Substanzkonsum in seinem Ausmaß zu reduzieren, geht leider oft die Bereitschaft verloren, weiter mitzudenken.

Merkenswert: Das Angebot theoretischer Modelle, die erklären, warum Menschen psycho-aktive Substanzen konsumieren, warum sie dabei auch Probleme entwickeln können und wie der Entwicklung von „Drogenproblemen" zu begegnen sei, ist umfangreich und durch die Sichtweisen der jeweiligen Fachdisziplinen geprägt. Bisher ist es noch nicht gelungen, ein Erklärungsangebot zu entwickeln, das auf befriedigende Weise alle Aspekte dieses sehr komplexen Handelns zu einem stimmigen Modell integriert. Es ist deshalb in der praktischen Arbeit wichtig, sich mit den Grundgedanken der jeweils vorge-

tragenen Modelle kritisch auseinanderzusetzen. Diese sind nicht nur danach zu befragen, wieweit sie tatsächlich über theoretische Annahmen, Modelle und Hypothesen hinaus gehen und ob und wieweit sie auf reale menschliche Lebensbezüge übertragen werden können[10]. Zu klären ist zugleich, welchen Beitrag die jeweiligen theoretischen Denkrichtungen zur Lösung anstehender praktischer Fragen tatsächlich leisten können.

4.1 Drogenkonsum: Ein Oberbegriff, der zu konkretisieren ist

Sachgerecht Sehen beginnt mit Unterscheiden

Ein Schritt weg von überzogenen Dramen hin zu mehr Sachlichkeit bei der Darstellung des Konsums psycho-aktiver Substanzen geht auf praktische Angebote akzeptierender Drogenarbeit zurück[11]. Diese Praxis ermöglichte neue Einblicke in die Lebenswelt von „Drogenkonsumenten". Bis dahin konnte der Umgang mit psycho-aktiven Substanzen nur als ein zu verurteilender „Drogenmissbrauch" und dieser wiederum als gefährliche Vorform von „Sucht" gedacht werden. Entsprechend wurde unbesehen jeder Konsum psycho-aktiver Substanzen als „Drogenmissbrauch" bezeichnet, wobei man selbst zwischen Missbrauch und Sucht kaum einen Unterschied sah, oft beide Begriffe sogar synonym verwendete. Die neue Praxis verdeutlichte, dass Menschen viel unterschiedlicher mit psycho-aktiven Substanzen umgehen. Heute ist unbestritten, dass eine simple Unterscheidung in Abstinenz auf der einen Seite und Missbrauch und Sucht auf der anderen Seite der

---

[10] Eine gewisse Skepsis gegenüber präsentierten Forschungsergebnissen ist insofern zu fordern, als insbesondere in der Drogenforschung noch immer oft mit Ratten und unter besonderen Versuchsbedingungen (monotone Käfighaltung) experimentiert wird. Die Übertragbarkeit derart ermittelter Ergebnisse auf das menschliche Zusammenleben wird auch unter Experten kontrovers diskutiert. Hinzu kommt die Erfahrung, dass Aussagen zur „Gefährlichkeit" von Substanzen auch aus Versuchen stammen, in denen den Tieren Stoffmengen verabreicht wurden, die im kulturellen Umgang der Menschen nicht vorkommen, so dass diese Studien eher manipulativ angelegt erscheinen.

[11] Unter dem Druck zunehmender Verelendung von Heroinkonsumenten wurde Hilfe nicht erst gewährt, wenn sich die Betroffenen ausdrücklich der Forderung nach lebenslanger Abstinenz unterwarfen. Anfang der 80er Jahre begann man, Hilfeleistungen ohne Vorbedingungen und zugehend auf die Konsumenten derartiger Substanzen zu erbringen (z. B. Kontaktläden, Streetwork).

Vielfalt der Konsummuster nicht gerecht wird. Durch unzulässige Vereinfachung wird sogar ein falsches Bild geschaffen, aus dem die unproblematischen Formen des Konsums ausgeblendet werden – dies, obwohl sie nicht nur beim Konsum legaler Substanzen, sondern auch bei illegalisierten Substanzen die Mehrheit ausmachen[12].
Gegenwärtig wird eine Vielzahl von Begriffen verwendet, um die sehr unterschiedlichen Formen des Umgangs mit psycho-aktiven Substanzen zu beschreiben: Drogenkonsum, Drogengenuss, Drogengebrauch, Drogenmissbrauch, Drogensucht, Drogenabhängigkeit, substanzbezogene Störung, kompulsiver Drogenkonsum etc. Allerdings ist bis heute bedauerlicherweise keine Einigung zustande gekommen, in welcher Hierarchisierung und mit welchen Inhalten diese Begriffe gebraucht werden sollen. Insofern sind dazu immer Klarstellungen nötig.

Der Begriff „Drogenkonsum“ verallgemeinert

Hier wird davon ausgegangen, dass der *Substanz-(Drogen-)konsum* ein Begriff allgemeiner Ordnung ist und sehr verschiedene Muster des Umgangs mit psycho-aktiven Substanzen umfasst. In diesem Sinne verweist der Begriff „Drogenkonsum“ nur darauf, dass dieses menschliche Handeln auf den Verzehr und Verbrauch eines besonderen Konsumgutes ausgerichtet ist – eine oder auch mehrere psycho-aktive Substanzen. Mehr Inhalt sollte in einen solchen allgemeinen Begriff nicht hineingedeutet werden, weil sich sonst wieder die Gefahr ergibt, unzulässig zu verallgemeinern.
Erst in einem nächsten Schritt wird es hilfreich, den allgemeinen Begriff Substanz-(Drogen-)konsum weiter zu differenzieren und zu konkretisieren. Wonach jeweils unterschieden wird und in welcher Weise eine Näherung an die unmittelbaren Lebensbezüge der Konsumenten erfolgt, ist von den

---

[12] Durch die Illegalisierung entwickeln diejenigen, die diese psycho-aktiven Substanzen unproblematisch konsumieren, ein großes Interesse daran, dass dieses Tun möglichst unerkannt bleibt – sowohl für Polizei und Justiz, als auch für weniger vertraute Personen und damit leider auch für den epidemiologisch interessierten Forscher. Insofern lassen sich kaum solide Untersuchungen finden, denen es gelungen ist, diese privaten Schutzzonen zu durchbrechen und Aussagen zu Umfang und Verbreitung geglückter Konsumformen zu ermitteln. Lange Jahre wurde diese „Unsichtbarkeit“ fälschlicherweise als „nicht existierend“ gedeutet. Wie ein Blick auf die Aussagen zur Verbreitung des Cannabiskonsums in Deutschland zeigt, gelingt es mit dem Sinken des Verfolgungsdrucks, realitätsgerechte Aussagen zur Verbreitung aller möglichen Konsumformen zu ermitteln. Diese verweisen regelmäßig darauf, dass mehrheitlich ein unproblematischer Konsum praktiziert wird (vgl. Kleiber, Soellner 1998).

jeweiligen Zielen der Betrachtung abhängig. Insofern lassen sich auch sehr verschiedene Arten einer Systematisierung von Formen des Drogenkonsums unterscheiden.

4.2 Drogenkonsum: Unterscheiden, nach Konsumgründen

Dem „Drogenkonsum“, also dem Konsum psycho-aktiver Substanzen hängen oft exotische Vorstellung an. Sensationslüstern aufgemachte Aussagen aus dem therapeutischen Bereich, Medienberichte und Polizeireports haben leider irrationale Vorstellungen und Bilder zu diesem Handeln geschürt. Danach scheint es zunächst unerklärlich, was Menschen antreibt, scheinbar ohne Sinn und Verstand und damit oft gegen Vernunft und Logik psycho-aktive Substanzen zu konsumieren. Diese Prise Irrationalität umweht sogar die Konsumenten selbst, die sich oft in unhinterfragten Routinen bewegen und sich selbst gar nicht mehr darüber im Klaren sind, welche Funktionen dieser Konsum für sie hat.

Zielgerichtet und in seinen Zwecken verstehbar

Wer um eine Versachlichung bemüht ist, sollte sich jedoch vergegenwärtigen, dass Drogenkonsum *erstens* als zielgerichtetes (zweckrationales) Handeln aufgefasst werden kann, das durchaus Ähnlichkeit mit anderen menschlichen Handlungen hat. Insofern sind auch die dazu antreibenden Motive und Gründe nachvollziehbar und verstehbar, wenn auch vielleicht nicht sofort durchschaubar. *Zweitens* vollzieht sich der Konsum psycho-aktiver Substanzen, wie anderes menschliches Handeln auch, in einem sozialen und kulturellen Rahmen, der diesem Handeln weiteren Sinn gibt. Deshalb leiten auch immer Meinungen und Vorstellungen zu einem solchen Tun an – dies selbst dann, wenn diese Aussagen sachlich nicht richtig sind. *Drittens* sind die mit dem Konsum jeweils verfolgten Ziele sehr individuell und unterscheiden sich in Bezug auf die Person und deren Zugehörigkeit zu einer Gruppe, Kultur, Generation sowie hinsichtlich der konsumierten psycho-aktiven Substanz und deren Menge. Deshalb kann es zu den jeweils angestrebten Zielen des Konsums keine allgemeingültigen Erklärungen geben. Die bis heute kursierenden Vereinfachungen, psycho-aktive Substanzen würden allein zur Bearbeitung persönlicher Defizite, Probleme und Krisen genutzt, haben den Tatsachen wohl zu keiner Zeit entsprochen und sind auch heute nicht haltbar. V*iertens* sind die Ziele, die eine Person mit dem Konsum psycho-aktiver Substanzen verfolgt, immer auch situationsspezifisch zu deuten. Sie verändern sich im Verlaufe des Konsums und mit der Konsumdauer und sind in Abhängigkeit von der konkreten Lebenssituation, von Tag zu Tag und bei demselben Menschen verschieden. Auch hierzu sind Verallgemeinerungen schwierig. Am Beispiel des Trinkens von Alkohol lassen sich diese Feststellungen verdeutlichen. Normalerweise sind die Motive und Gründe, die wir für den Alkoholkonsum haben, so unterschiedlich, wie die Situationen und unsere Trinkstile dabei sind: Das erfrischende Feierabendbier am heimischen Herd hat eben andere Motive, als das Feierabendbier mit den Kollegen in der Eckkneipe; der exaltiert getrunkene Drink auf einer angesagten Cocktailparty; das Glas Sekt zu einem Empfang; das im Wetteifer gesoffene Oktoberfestbier; das Schnäpschen mit Opa und das Likörchen bei Oma – und damit ist die Liste der Möglichkeiten, Gründe und Inszenierungen des Trinkens noch lange nicht zu ende.

Merkenswert: Die Beweggründe für einen Substanzkonsum sind vielgestaltig und höchst unterschiedlich, zudem von den pharmakologischen Angeboten der jeweiligen Substanz abhängig; dabei durch kulturell geformte Vorgaben und Symbolisierungen geprägt und von höchst individuellen Erwartungen an den Konsum und dessen Wirkungen geformt. Und um die Schwierigkeiten einer Klassifikation der Konsumgründe noch zu steigern: Die Gründe für den Konsum variieren noch dazu zu unterschiedlichen Zeiten, unterschiedlichen Orten und in unterschiedlichen sozialen Bezügen! Insofern können Zwecke und Ziele für den Konsum psycho-aktiver Substanzen nur bedingt über Zeit, soziale Bezüge, kulturelle Vermittlungen und einzelne Personen hinweg benannt werden.

Und dennoch macht es Sinn, etwas Ordnung in diese verwirrende Vielfalt zu bringen und zumindest um Grundmuster zu wissen.

4.2.1 Das Kaleidoskop möglicher Konsumgründe

Systematisierungen mit grundsätzlichen Aussagen gibt es viele. Eine relative einfache und sehr pragmatische Aufstellung grundsätzlicher Konsumgründe legten amerikanische Forscher vor[13] (vgl. Labouvie, Bates 2002):

---

[13] Die Systematisierung entstand im Zuge der Arbeit an einem dreidimensionalen Modell, mit dem gemessen werden sollte, mit welchen Gründen 18-31 Jahre alte Frauen und Männern Alkohol trinken, wie die Wertigkeit der einzelnen Gründe jeweils

- Gesellschaftliche Gründe, die sich auf soziale Motive, Genuss und Geselligkeit beziehen,
- Gründe, die sich aus Motiven für ein Herabsetzen der Hemmschwelle ergeben,
- Gründe, die mit Verdrängungseffekten, Bewältigungsmotiven und/oder mit dem Abbau von Spannungen einhergehen.

Diese Dreiteilung der Gründe für Alkoholkonsum war über verschiedenen Kategorien (Geschlecht, Familienstand und Elternhaus) relativ konstant und kann als zulässig und stichhaltig gelten – zumindest für die amerikanische Kultur (vgl. ebenda). Für die Auseinandersetzung mit und Reflexion über Konsumgründe nicht nur von Alkohol, sondern auch anderer psycho-aktiver Substanzen scheint sie auch in unserem Kulturkreis durchaus anregend.

Ein Fächer aus alltäglichen Konsumgründen

Für die Diskussion in Deutschland hat *Franzkowiak* aus Studien zur Motivforschung des Alkoholtrinkens eine Systematik entwickelt. Auch diese ist geeignet, Bereiche und Funktionen zu analysieren, mit denen das Alkoholtrinken und auch der Konsum vieler anderer psycho-aktiver Substanzen in den Alltag der Menschen integriert werden:

- *„Leistungsbeweis: als ‚männliche' Kraftprobe mit Spielcharakter oder zu kompensatorischen Zwecken. So können individuell empfundene Defizite oder Unzulässigkeiten durch demonstrative Leistungsnachweise beim Umgang mit Alkohol subjektiv vergessen gemacht werden. Dazu gehört auch generöses ‚Einen Ausgeben' und anderes.*
- *Soziale Anerkennung: Alkoholkonsum als Teilfunktion, um soziale Anerkennung zu erreichen oder zu demonstrieren. Die Vielfalt persönlich anzueignender Trinkkultur kann zu fast allen Nutzen und Funktionen mit dem Ziel sozialer Anerkennung beitragen.*
- *Soziale Anpassung: Stärkung und Unterstützung der tatsächlichen oder erstrebten Zugehörigkeit zu Gruppen. Alkohol als Verbindungsglied zu anderen, (noch) Fremden oder als kleinster gemeinsamer soziokultureller Nenner.*

---

eingestuft wird und ob bestimmte Gründe mit dem Entstehen von Alkoholproblemen einhergehen. Die Forscher gaben dafür 33 potentielle Gründe für den Alkoholkonsum und 71 mögliche Probleme bzw. Konsequenzen des Trinkens vor. In ihren Studienergebnissen zeichneten sich die oben vorgestellten drei Dimensionen ab, nach denen sich die Gründe für das Trinken von Alkohol zusammenfassen ließen.

- *Entspannung und Erleichterung: Belastungen und inneren Druck besänftigen oder loswerden, Erleichterung und Wärme auskosten, Verstand und Gefühl im gemeinsamen Dritten ‚Alkohol' vereinen, Auflockerung.*
- *Probleme und Umwelt ausschalten sowie Betäubung: Einsatz zur Reduktion von Wahrnehmung und Empfindungen, um mit Sorgen, Belastungen, auch Langeweile fertigzuwerden. Trinken als Weg, von persönlichen Miseren abzulenken, sich dem grauen Alltag zu entreißen und nicht bei Sinnen sein zu müssen.*
- *Kontakterleichterung: Physiologische und zeremonielle Enthemmung und Erleichterung der Kontaktaufnahme. Auflockerung und konventionelles Losbinden in Unterhaltungen, Wartesituationen etc." (Franzkowiak 1985, S. 82)*

4.2.2 Symbolischer Konsum psycho-aktiver Substanzen

In Zusammenhang mit den Funktionen des Konsums psycho-aktiver Substanzen ist auch zu bedenken, dass soziale Gruppen auf eigene Weise zu Schwerpunkten, weiteren Ausgestaltungen und damit auch zu besonderen Zwecken und Zielen ihres Tuns finden. Insofern ist zu beachten, dass sich die Zuschreibungen von Sinn und damit die Gründe des Konsums beispielsweise zwischen Generationen, Geschlechtern und sozialen Gruppen sehr unterscheiden können.

Konsum symbolisch aufgeladen

Hurrelmann hat diese Funktionen mit Bezug auf die spezifische Lebenssituation Jugendlicher und mit Blick auf die Verwendung illegalisierter Drogen formuliert:

- *„Drogenkonsum kann der bewussten Verletzung von gesellschaftlichen bzw. elterlichen Wertvorstellungen dienen;*
- *kann der Demonstration und Antizipation des Erwachsenenalters dienen;*
- *kann eine Spielart exzessiven Verhaltens und jugendtypischer Ausdruck des Mangels an Selbstkontrolle sein;*
- *kann eine Zugangsmöglichkeit zu Freundesgruppen eröffnen;*
- *kann Teilhabe an subkulturellen Lebensstilen symbolisieren;*
- *kann ein Mittel der Lösung von frustrierenden Situationen im Alltag sein;*
- *kann Notfallreaktion auf Entwicklungsstörungen sein;*

- *kann ein Ersatzziel für nicht einlösbare Anforderungen an die Entwicklung sein;*
- *kann Ausdrucksmittel für sozialen Protest und gesellschaftliche Strukturkritik sein." (Hurrelmann 1989, S. 19)*

In diesen Konsumgründen wird deutlich, dass im Jugendalter der *Konsum psycho-aktiver Substanzen oft symbolisch aufgeladen* sein kann *(Kappeler 1990)*. Das heißt, in vielen Situationen geht es nicht zentral um die pharmakologischen Effekte dieser Substanzen. Von Bedeutung sind vielmehr die sozialen Botschaften, die bestimmte soziale Gruppen (z. B. Jugendliche) mit dem Konsum aussenden und ausdrücken können.

Merkenswert: Eine realitätsgerechte Erklärung, warum Menschen in unserer Kultur psycho-aktive Substanzen konsumieren, verweist immer auf eine umfängliche und sehr differenzierte Zusammenstellung diverser soziokultureller Gründe. Eher nachrangig geht es dabei um Krisenbewältigung, den Ausgleich persönlicher Defizite oder das Aushalten von Stress und Anspannung. Insbesondere wenn Substanzen in geselliger Runde konsumiert werden, werden damit in der Regel Zwecke verbunden, die auf einen sozialen Gewinn zielen.

Konsumgründe unterliegen einem historischen Wandel

Die heute praktizierten Konsumgründe und -ziele sind letztlich das Ergebnis eines langen historischen Prozesses, in dem sich bestimmte psycho-aktive Substanzen zu einem mehr oder weniger anerkannten Kulturgut entwickelt und damit eine Vielzahl allgemein geteilter Funktionen bei der Bewältigung des Alltags erhalten haben.

Dieser Prozess ist bis heute nicht abgeschlossen und wird dies wohl nie sein. Deshalb kann trotz aller Bemühungen um eine möglichst umfassende Zusammenstellung möglicher Konsumgründe kein Anspruch auf Vollständigkeit erhoben werden. Nachwachsende Generationen, neue soziale Gruppen und sich entwickelnde kulturelle Milieus werden dieser Palette von Gründen und Zielen immer wieder neue hinzufügen, auf bestimmte Motive besonderen Wert legen, andere in ihrer Bedeutung relativieren und auf diese Weise schließlich eigene Komplexe an Motiven und Zwecksetzungen hervorbringen.

Merkenswert: Der Konsum psycho-aktiver Substanzen ist als ein komplexes soziales Handeln zu verstehen, in das sowohl soziokulturelle Bestimmungen und Gründe als auch höchst individuelle Ziele und Zwecke eingehen. Dieser Konsum unterliegt damit sozialen Prägungen und Einflüssen. Seine besonderen Bezüge zu höchst privaten Vorstellungen von Geschmack, sinnlichen Genüssen sowie zu den Ansichten von der Legitimität der Entbindung von normativen Grenzen und für das Ausleben von Transzendenz, Trieb und Lust geben dem Konsum zugleich einen Eigensinn[14], der sich normativen Kontrollversuchen immer wieder entzieht. Gerade das verleiht ihm auch eine gewisse ängstigende Seite.

4.2.3 Vom Nachdenken über Konsumgründe

Von der Funktion zum Motiv

Zusammenstellungen von Konsumgründen sind insbesondere deshalb hilfreich, weil sich diese schon mit wenigem Nachdenken schnell konkretisieren und sich damit unmittelbare Ziel- und Zwecksetzungen des Konsums psycho-aktiver Substanzen angeben lassen. So erhält sowohl der Konsument, als auch die involvierte Person aus dem sozialen Umfeld (z. B. Lehrer, Eltern, Sozialarbeiter) eine Hilfestellung für die Beschäftigung mit einem Phänomen, das bisher vielleicht eher nachgeahmt, aber noch nicht selbst durchdacht wurde und deshalb zunächst schwer „auf den Punkt/den Begriff gebracht“ werden kann. So würde beispielsweise zu dem Motivkomplex „Kontakterleichterung“ der Verweis darauf gehören, dass sich in unserer Kultur über den gemeinsamen Konsum von Alkohol sexuelle Beziehungen leichter anbahnen lassen und dies in Motiven wie „Um mich sexy und verführerisch zu fühlen“ und „Damit ich gewisse Gefühle freier zum Ausdruck bringen kann“ klar wird. Der Komplex „Soziale Anpassung“ ließe sich konkretisieren durch „Um etwas Wichtiges zu feiern“ oder „Etwas, zu dem ich mich mit meinen Freunden treffe und was wir dann gemeinsam tun“. Über die Zwecksetzung „Leistungsbeweis“ lassen sich

---

[14] Dieser eigene Sinn, der mit dem Konsum psycho-aktiver Substanzen verbunden wird, ergibt sich beispielsweise aus solchen intimen Phänomenen wie Geschmack und Appetit. Diese lassen sich nur bedingt durch den Verstand disziplinieren; genauso wenig, wie dies für Vorstellungen zu Genuss, Sinnesfreuden und Vergnügen möglich ist, kurzum für Befindlichkeiten, die dem Einzelnen körperliches Wohlbefinden vermitteln.

wiederum Zusammenhänge aufzeigen, wie z. B. das Alkoholwetttrinken und das exzessive Ausleben von Gemeinsamkeit und Kameradschaft, manchmal auch Gewalt, vor allem unter Männern. Und schließlich verweist der Oberbegriff „Soziale Anerkennung" darauf, dass in unserer Kultur mit exzessivem Alkoholkonsum u. a. Unbesiegbarkeit, Aggressivität, Durchsetzungsvermögen und Überlegenheitsansprüche angezeigt werden können und damit vor allem unter Männern das Trinken in bestimmten sozialen Milieus und in bestimmten Situationen zu einem gesellschaftlichen Platzanweiser (vgl. Rudolf 2006), Stilelement und Medium sozialer Positionierung wird.

Von Vereinfachungen und Schwierigkeiten einer Systematisierung

Die Bestrebungen, Ziele und Zwecke des Konsums psycho-aktiver Substanzen zu bestimmen, enden immer wieder in einer Schwierigkeit: Es lässt sich eher selten eine eindeutige, klar umrissene und konkret greifbare Zuordnung einzelner Bedürfnisse und Motive aufzeigen. In der Regel sind es eher Bündelungen sehr verschiedener Motive, die das Handeln antreiben. Auch *Franzkowiak* hob hervor: *„Die Funktionsbereiche schließen einander nicht aus, wechselseitige Überlappungen sind aus der Alltagserfahrung bekannt und machen auch den Reiz des Alkoholkonsums aus." (Franzkowiak 1985, S. 85)*

Für eine gewisse Diffusität der Konsumgründe beispielsweise beim Trinken sorgen schon die vielen soziokulturellen Zuweisungen und möglichen Funktionalisierungen des Alkoholkonsums, die oft weit über die eigentlichen psycho-aktiven Wirkungen hinausgehen. Für unsere Kultur ist beispielsweise bekannt, dass in bestimmten Situationen der Alkoholkonsum in seiner Bedeutung sogar zu einer Begleitaktivität relativiert wird. In dieser Funktion hilft das Trinken, vor allem völlig andere Zwecke und Ziele durchzusetzen, indem es soziale Gemeinsamkeit herstellt und als sozialer „Schmierstoff" dient – Funktionen, die unter bestimmten Konstellationen auch ohne Alkoholkonsum und mit anderen Mitteln realisiert werden könnten, angesichts der gegebenen Rahmenbedingungen nun aber auf diese Weise verwirklicht werden.

Merkenswert: Es gibt selten einen einzelnen Konsumgrund, sondern in der Regel mehrere und zudem miteinander verwobene Motive. Die Tatsache, dass sich mit dem Konsum psycho-aktiver Substanzen immer mehrere Motive realisieren lassen, verleiht diesem Attraktivität und lädt ein, sich auf diesen einzulassen, selbst wenn seine pharmakologische Wirkung gar nicht direkt angestrebt wird.

So findet sich beispielsweise der Kollege, der eigentlich gar keinen Appetit auf ein Bier hat, doch in der Feierabendrunde ein: Nicht, weil er unbedingt berauschend Alkohol trinken will, sondern weil klar ist, dass hier die im Team anliegenden Probleme geklärt werden können, ohne mehrere Monate auf eine Supervision warten zu müssen.

4.3 Drogenkonsum: Unterscheiden nach sozialer Inszenierung

Das Wissen um die besondere Bedeutung der sozialen Umstände des Konsums für die Wirkung psycho-aktiver Substanze gehört seit Jahrhunderten zum Erfahrungsschatz der Menschheit. Wohl auch deshalb haben sich in allen Kulturen bestimmte Inszenierungen durchgesetzt, in denen der Konsum dieser Stoffe stattfindet. Die dabei getroffene Auswahl von Substanzen und deren Mengen, die Konsumtechnik, die Darstellungsweise des Konsums im öffentlichen Raum, die vermittelte Sinngebung, die dazugehörigen Kommentare und Wertungen lassen beim Konsumenten ein bestimmtes Bild und damit Vorgaben entstehen, was mit dem Konsum jeweils erreicht werden soll und leiten, wie die Wirkungen der Substanz erlebt werden. Diese Inszenierungen können sehr unterschiedlicher Natur sein:

- Der Konsum *sakraler Natur* (rituell, heilig, religiös): Viele Religionen haben den Konsum psycho-aktiver Substanzen in Zeremonien integriert, mit denen einer bestimmten Gottheit gedacht, sich dieser nahe gefühlt wird oder mit denen für „göttliche“ Botschaften sensibilisiert werden soll. In der christlichen Welt ist das Abendmahl u. a. eine solche kultische Form des Konsums psycho-aktiver Substanzen. Ein sakraler Konsum ist in der Regel streng limitierend in Bezug auf Zeit, Ort und Menge der verabreichten Substanz, vermittelt dem Konsumenten klare Vorgaben, welche Bilder, Vorstellungen und psychischen Befindlichkeiten sich mit diesem Konsum verbinden sollen und findet in der Regel unter Anleitung und Aufsicht religiöser Autoritäten statt.
- Der Konsum *medizinischer Natur*: Fast alle psycho-aktiven Substanzen starteten ihre Karriere als Medikamente, die physische und psychische Beschwerden lindern, Prozesse der Heilung initiieren und begleiten oder invasive Behandlungen ertragbar machen sollten. Bis heute erfolgt die Vergabe der als Heilmittel ausgereichten psycho-aktiven Substanzen im Setting einer medizinischen Be-

handlung, in der der kundige Arzt oder Apotheker den Patienten/Konsumenten anweist, welche Substanzen wie und in welcher Dosierung zu konsumieren sind. Diese Experten sind es auch, die sowohl die Einhaltung dieser Vorgaben als auch die sich einstellenden Effekte überwachen. Auf diese Weise wird in der Regel der medizinische Konsum auch in Bezug auf die erwünschten medizinischen Effekte reglementiert, d. h. der Konsum der verordneten psycho-aktiven Substanzen soll möglichst nur einen fest definierten Einfluss auf das Befinden des Konsumenten haben. Darüber hinausgehende mögliche Reaktionen wie Vergnügen, Lust und Spaß werden in einem solchen Setting von den Experten möglichst ausgeschlossen und auf Seiten der Patienten in der Regel auch nicht erwartet.

- Der Konsum *ästhetischer Natur:* In diesen Konsumformen spielen nicht die unmittelbaren psycho-aktiven Effekte der Substanzen eine zentrale Rolle. Es geht in derartigen Inszenierungen eher darum, sich u. a. als nuancierter Kenner und feinsinniger Genießer auszuweisen. Dies bezieht sich auf Besonderheiten, die sich unmittelbar auf die psycho-aktive Substanz und deren Qualitätsmerkmale (u. a. Anbau, Herstellung, Alter) beziehen, als auch auf die Rituale und Gegenstände (u. a. Flaschen, Korken, Gläser, Pfeifen), die den Konsum begleiten. Im Zentrum der Ästhetik des Konsums steht, Genuss mit allen Sinnen zu zelebrieren – beginnend mit der gekonnten Ausgestaltung der Rahmenbedingungen der Konsumsituation (ein festlich gedeckter Tisch, ein illuster dekorierter Ballsaal), über die arrangierten Begleitumstände des Konsumaktes (dezente Musik, Kleiderordnung) bis zur spitzfindigen Auswahl und Handhabung der jeweils kulturell vorgeschriebenen Konsumutensilien (ein großes Rotweinballonglas wird eben nicht bis zum Rand gefüllt!). Die Inszenierungen eines ästhetischen Konsums richten die Aufmerksamkeit des Konsumenten auf die sehr verschiedenen Aspekte, mit denen der Konsum einer psycho-aktiven Substanz genossen werden kann, fordern in der Regel Zeit und Hinwendung ein und limitieren den Konsum auf diese Weise in Bezug auf Zeit, Ort, Situation und Menge.
- Konsum *profaner Natur* (weltlich, alltäglich): In vielen Kulturen wurden bestimmte psycho-aktive Substanzen auch in den Alltag übernommen und werden nunmehr selbstverständlich und ohne besondere Inszenierungen in das Leben eingebunden. Der profane

Umgang mit psycho-aktiven Substanzen sorgt dafür, dass das psycho-aktive Potential dieses Konsumgutes kaum noch gewürdigt wird. Vielmehr sinkt der Konsumakt oft in den Status einer Begleitaktivität, in deren Zentrum ganz andere Handlungen stehen (Kaffee und Kuchen, die Zigarette beim Zeitungslesen, das durstlöschende Bier nach einem Saunagang) oder wird zu einer „Genussinsel" inmitten des tobenden Alltags, in der jedoch Genuss nicht wirklich ausgelebt werden darf (z. B. die Zigarette als Pausenfüller). Ein profaner Konsum hat oft die Eigenheit, dass es keine klaren Limits in Bezug auf Ort, Zeit und Menge gibt, sondern viele Situationen zu Konsumsituationen definiert werden. Im Ergebnis erschwert ein profaner Konsum, Aufmerksamkeit und Selbstreflexion und damit Selbstkontrolle und -korrektur zu praktizieren und Fähigkeiten für Genuss zu entwickeln, macht aber Genuss und Gebrauch nicht unmöglich.

- Konsum *künstlerischer/schöpferischer Natur*: Es ist keineswegs ein Zufall, dass unter Kunstschaffenden und schöpferisch Tätigen der Konsum psycho-aktiver Substanzen verbreitet ist. In der Tat kann es mit Hilfe psycho-aktiver Substanzen einfacher gelingen, sich von vorgegebenen Denkmustern, verinnerlichten Blockaden und zu stark kontrollierender Logik zu lösen und auf diese Weise schneller zu kreativen Einfällen zu finden. Nicht umsonst verabreden sich Menschen, die nach einer zündenden Idee für ein Problem suchen, gern in einer entspannten und lockeren Atmosphäre, zu der oft eben auch der Konsum psycho-aktiver Substanzen gehört, und beenden das Treffen erfahrungsgemäß auch zumindest mit Grundideen für die Weiterarbeit. Diesen Eingebungen müssen jedoch in der Regel „die Mühen der Ebene" folgen, in denen diese außergewöhnlichen Ideen weiter entwickelt, formuliert und zu bestimmten Ergebnissen umgesetzt werden. Dafür ist wiederum der „klare Verstand" gefordert. Diese Ambivalenzen in der Funktionalität von Konsum und Nichtkonsum sorgen dafür, dass sich in den Biografien berühmter Maler, Literaten und Musiker oft Hinweise auf deren Schwierigkeiten finden, den Konsum psycho-aktiver Substanzen in für sie verträgliche Muster und letztlich in produktive Impulse für ihr Schaffen zu bringen.
- Konsum *politischer Natur*: Ein Blick in die Geschichte unterstreicht, dass es um psycho-aktive Substanzen, die in einer Kultur bisher nicht bekannt waren, fast immer heftige politische Ausei-

nandersetzungen gegeben hat und noch immer gibt. Von den damaligen Widerständen gegen den Einzug des Kaffees in den Alltag berichtet beispielsweise *Bachs Kaffeekantate*; auch das Zigarette-Rauchen hatte zunächst eine politische Symbolik und war im Vormärz *„eine ungebührliche Neuerung, eine liberale Dreistigkeit und ein demokratisches Symbol für Volksverhetzer und Wühle." (Corti 1930, S. 277)* Auch heute werden um den Konsum bestimmter psycho-aktiver Substanzen politische Grundsatzdebatten geführt, durch die sich der Konsum zusätzlich symbolisch auflädt und mit Botschaften in Verbindung gebracht wird, die sich nicht unmittelbar aus den jeweiligen psycho-aktiven Wirkungen ableiten. Diese politischen Auseinandersetzungen führen jedoch dazu, dass Konsumenten hin und her gerissen werden zwischen rigiden Verboten und Haltungen, unreflektierter Verharmlosung und marktwirtschaftlichem Gewinnstreben, so dass es nicht immer einfach ist, sich ein realitätsgerechtes Urteil zu den in Rede stehenden Substanzen zu machen und sich mit seinem Konsum entsprechend sachkundig zu verorten.

Merkenswert: Eine Möglichkeit, den eher abstrakten Begriff „Drogenkonsum" zu konkretisieren, ist seine Unterscheidung nach den jeweils vorgenommenen Inszenierungen der Konsumsituation – dem Setting. Eine solche Betrachtung lenkt den Blick auf die konkrete Ausgestaltung des Konsums beispielsweise in Form von Ort, Zeit, Rahmenhandlung des Geschehens sowie Verhaltenskodex der direkt und indirekt beteiligten Personen. Diese nimmt unmittelbar darauf Einfluss, welche Richtung die Veränderungen im psychischen Befinden nehmen, legen zugleich Pfade, wie diese Wahrnehmungen von den Beteiligten ausgedeutet werden sollen und können dem Konsum sowohl einen limitierenden als auch einen ankurbelnden Rahmen setzen.

Eine solche Differenzierung ist hilfreich, um oft wenig beachteten Mustern der Gestaltung des Settings auf die Spur zu kommen, die positiven Effekte bestimmter Inszenierungen aufzugreifen und den eher problematischen Wirkungen gekonnt zu begegnen (z. B. im Rahmen von Bildungsarbeit, Jugendfreizeitarbeit, pädagogischen Projekten).

4.4 Drogenkonsum: Unterscheiden nach seinem Bezug zum Alltag

Die Angst vor Sucht: Verlust und Ausschluss

Der Konsum psycho-aktiver Substanzen ist auf sehr unterschiedliche Weise in das Leben des Konsumenten integriert und hat deshalb auch sehr verschiedene Auswirkungen auf dessen Alltag. Drogenkonsum ist nicht per se problematisch, sondern immer dann, wenn der Konsument auf Grund des Konsums psycho-aktiver Substanzen nicht mehr alltagstauglich ist – also entweder physisch und/oder psychisch oder durch die dafür einzusetzenden Ressourcen so beeinträchtig ist, dass er seinen alltäglichen Routinen, Anforderungen und Pflichten nicht oder nicht mehr ausreichend nachkommen kann und in der Folge soziale Ausgrenzungen oder sogar Ausschluss hinnehmen muss. Deshalb ranken sich viele Ängste und Sorgen, die oft mit dem Verweis auf „Sucht" thematisiert werden, insbesondere darum, dass der Konsum psycho-aktiver Substanzen eine zentrale Rolle im Leben des jeweiligen Konsumenten erhalten könnte. Insofern gehören sozial und persönlich integrierbare Formen des Substanzkonsums, mit denen die problematischen Folgen des Konsums vermieden werden, zu erstrebenswerten Mustern des Drogenkonsums.

Die Rolle des Substanzkonsums im Alltag

Um sich ein realitätsgerechtes Urteil zur Rolle des Konsums psycho-aktiver Substanzen bei der Bewältigung des Alltagslebens zu verschaffen, eventuelle Probleme zu erkennen und passende Hilfen anbieten zu können, ist seine Unterscheidung nach dem Bezug zum Alltag hilfreich. Die hier vorgestellte Systematisierung wurde durch *Kleiber* und *Soellner* angeregt und unterscheidet folgende Formen des Drogenkonsums (vgl. Soellner, Kleiber 2001, S. 147-162):

- *Versuchsweiser Konsum/Probierkonsum (z. B. 1-3 Mal im Leben Cannabisrauchen):* Hauptmotive des versuchsweisen Konsums sind in der Regel Neugier und Gruppendruck. Vor allem, weil der Konsument bis dahin keine oder keine ausreichenden eigenen Erfahrungen zum Umgang mit der jeweiligen psycho-aktiven Substanz gesammelt hat, sind es oft gemeinschaftliche Bezüge, in denen Konsumerfahrene den Novizen anleiten, begleiten und in der Regel auch vor einer Gefährdung schützen. Die erste Zigarette und das erste Glas Alkohol werden selten allein getrunken, sondern in der Regel in der Gemeinschaft Gleichgesinnter. Der versuchsweise Konsum ist eine Ausnahmesituation, die keine nennenswerten Bezüge zu den sonstigen Lebensroutinen hat – es sei denn, es ergeben sich länger anhaltende Folgen durch gesundheitliche Beeinträchtigungen oder polizeiliche Ermittlung und Strafverfolgung.

- *Gelegentlicher Konsum (z. B. 1-2 Mal pro Monat eine Zigarette rauchen):* Typisch für den Gelegenheitskonsum ist, dass der Konsument im Umgang mit dieser psycho-aktiven Substanz bereits vertraut ist, diese aber nur spontan und ungeplant konsumiert. Die Konsumentscheidung wird vor allem dann gefällt, wenn die Substanz leicht erhältlich ist und die Konsumsituation als passend empfunden wird. Deshalb ergeben sich die Hauptgründe des Gelegenheitskonsums wiederum oft aus nicht-alltäglicher Geselligkeit. Auch ein gelungener Gelegenheitskonsum bleibt für den Konsumenten in der Regel ohne langzeitliche Folgen und bindet kaum Ressourcen, die in anderen Lebensbereichen nötig wären. Ausnahmen ergeben sich allerdings wiederum, wenn sich durch uninformierten Konsum langanhaltende gesundheitliche Beeinträchtigungen einstellen oder strafverfolgende Maßnahmen relevant werden.
- *Regelmäßiger Konsum/Gewohnheitskonsum (z. B. mehrmals wöchentlich Alkohol trinken):* Bei einem Gewohnheitskonsum ist der Konsum in Routinen des Alltags eingebunden. Indem bestimmte Alltagshandlungen und -rituale selbstverständlich mit dem Konsum psycho-aktiver Substanzen in Verbindung gebracht werden (z. B. die Zigarette zum morgendlichen Kaffee und zur Zeitung), sinken die Aufmerksamkeit und die Bereitschaft, diese Zusammenhänge kritisch zu hinterfragen. Für den Konsumenten stellt sich dieser Konsum vor allem als eine liebgewordene Gewohnheit dar, auf die er nur bedingt verzichten kann und möchte. Deshalb werden für einen Gewohnheitskonsum auch diverse Anstrengungen unternommen und Ressourcen gebunden. Die Suche nach geeigneten Möglichkeiten für den Konsum, seine vorausschauende Planung und Absicherung und andere konsumrelevante Aktivitäten geben dem Alltag eine deutliche Prägung und sind fest in den Lebensstil eingebunden. Gewohnheitskonsum wird – wenn auch ungern und mit Anstrengung – zurückgestellt, wenn Ort, Zeit und Verpflichtungen für einen Konsum ungeeignet erscheinen.
- *Starker Konsum (z. B. tägliche oder periodische mengenmäßige Exzesse z. B. beim Schnupfen von Speed):* Die Grenze zwischen gewohnheitsmäßigem Konsum und Starkkonsum sind fließend,

denn auch Starkkonsum ist fest in Alltagsroutinen eingebunden, erhält hier jedoch einen besonderen Stellenwert: Nunmehr wird dem Konsum psycho-aktiver Substanzen ein großer Teil des Alltags untergeordnet. Dies wird vor allem daran deutlich, dass Beschaffung und Konsum oft ein erhebliches Maß an Zeit, Denken, Kommunikation, Interesse und Energie binden. Je nachdem, wie sich die Beschaffung der jeweiligen Substanz, der Konsum und die damit einhergehenden Beeinträchtigungen des Konsumenten in seiner normalen Funktionsfähigkeit gestalten, kann noch Raum für andere alltägliche Lebensroutinen bleiben (z. B. für Kettenraucher). Bei anderen Substanzen und Lebensumständen dominieren jedoch Beschaffung, Konsum und Erholung vom Konsum das Leben auf eine Weise, die physisch, psychisch, aber vor allem sozial zerstörerisch wirkt.

Merkenswert: Die Unterscheidung des Konsums psycho-aktiver Substanzen nach seinem Bezug zum Alltag des Konsumenten lenkt den Blick auf die Konsequenzen, die der Substanzkonsum für die Bewältigung alltäglicher Routinen hat. Sie fragt ausdrücklich danach, wieweit ein Konsument in der Lage ist, den alltäglichen Anforderungen und Pflichten nachzugehen und sich Chancen für seine persönliche Entwicklung offen zu halten. Eine solche Unterscheidung hilft, sich zu vergegenwärtigen, welche Konsequenzen der Konsum für das Leben des Einzelnen tatsächlich hat und woraus sich Probleme der Vereinbarkeit des Substanzkonsums mit der Bewältigung des Alltags ableiten.

Das Herstellen von Bezügen zwischen dem Konsum psycho-aktiver Substanzen und dem Bewältigungshandeln im Alltag unterstützt das Bemühen, aus irrationalen Ängsten und Sorgen auszusteigen, die sich allein daraus ergeben, dass jemand „Drogen" konsumiert und ermöglicht, die Auseinandersetzung um den Konsum zu versachlichen. Diese Unterscheidung ist auch hilfreich, den sehr unterschiedlichen Bedarf einzelner Konsumentengruppen an Hilfe und Unterstützung zu erkennen:

Bedarf an Hilfe ist jeweils anders

Für jemanden, der eine psycho-aktive Substanz probiert, sind beispielsweise Informationen über die ihm bisher nicht bekannte Substanz, die beim Konsum zu berücksichtigenden Risiken und die Möglichkeiten eines gekonnten Risikomanagements wichtig. Ein Gewohnheitskonsument kann von Hinweisen profitieren, wie er seine Konsumgewohnheiten reflektieren und in limitierende Rituale einbinden kann, so dass er nicht unbeabsichtigt seinen

Konsum steigert und sich in Entwicklungen hineinmanövriert, durch die er ungewollt Ressourcen für seinen Konsum bindet und Einschränkungen in der Verfügung über seinen Alltag hinnehmen muss. Einem Starkkonsumenten ist wiederum mit Hinweisen zu helfen, wie er aus problematischen Bezügen zwischen seinem Substanzkonsum und seinem Alltag herausfinden und wo er gegebenenfalls dazu Hilfe finden kann. Schließlich hilft ein Blick auf die Gruppe der Gelegenheitskonsumenten zu verstehen, dass es in dieser Gruppe in der Regel keinen Hilfe- und Unterstützungsbedarf gibt, weil Drogenkonsum eben nicht per se problematisch ist, insbesondere dann nicht, wenn die Vereinbarkeit von Drogenkonsum und Alltag nachweislich gut gelingt.

4.5 Drogenkonsum: Unterscheiden nach Genuss, Gebrauch oder problematischem Konsum

Vor allem in Bereichen, in deren Zuständigkeit die Hilfe und Unterstützung bei problematischen Lebenssituationen fällt (z. B. Medizin, Therapie, Sozialarbeit), stellt sich die Frage, welchen Beitrag der Konsum psychoaktiver Substanzen an den jeweils zur Rede stehenden Problemen der Klienten hat. In diesen Bereichen hat sich deshalb die Unterscheidung des Drogenkonsums in Drogenmissbrauch und Abhängigkeit durchgesetzt. Diese muss allerdings ergänzt werden durch Betrachtungen des Drogengenusses und des Drogengebrauchs – Phänomene, mit denen Hilfesysteme in der Regel nichts zu tun haben und die deshalb diese Konsumformen auch kaum beachten.

Akzeptanz von Genuss und Gebrauch

Für das Verständnis der Möglichkeiten, wie psycho-aktive Substanzen konsumiert werden können, ist jedoch die Aufmerksamkeit für diese unproblematischen Formen des Konsums von zentraler Bedeutung. Mit einer Begriffswahl, die zwischen Gebrauch, Missbrauch und Abhängigkeit unterscheidet, erhält plötzlich ein Phänomen die Chance, aus seiner bisherigen Unsichtbarkeit herauszutreten: Der sozial und persönlich integrierte Konsum psycho-aktiver Substanzen!

Die Tatsache, dass es lange nicht einmal einen Begriff gab, um den unproblematischen Gebrauch psycho-aktiver Substanzen zu beschreiben, verlieh diesem Phänomen in vielerlei Hinsicht eine gewisse Unsichtbarkeit, obwohl es im Alltag regelmäßig auffindbar ist. Diese ergab sich nicht zufällig und ungewollt. Vielmehr ist die Unsichtbarkeit des sozial und persönlich integrierten Gebrauchs psycho-aktiver Substanzen das Ergebnis eines Prozesses, der unschwer als Tabuisierung entschlüsselt werden kann[15].

Der Mantel der Unsichtbarkeit

Eine Systematik, die *Drogengenuss, Drogengebrauch, Drogenmissbrauch und Drogenabhängigkeit* als vier mögliche Formen des Drogenkonsums unterscheidet, räumt sowohl dem Drogengenuss als auch dem Drogengebrauch eine sonst oft übersehene Bedeutung ein. Diese füllen die Leerstellen, die oft nicht benannt werden und deren Existenz manchmal sogar abgestritten wird, obwohl der praktische Alltag immer wieder und wiederholbare Beispiele dafür liefert.

Merkenswert: Ängste und Fehlurteile, aber auch ideologische Grabenkämpfe führen noch immer zu der Vorstellung, es sei unmöglich, bestimmte psycho-aktive Substanzen genießen oder gebrauchen zu können. Bis heute haben es beide Begriffe schwer, als Werkzeuge für eine differenzierte Sicht auf den Konsum psycho-aktiver Substanzen anerkannt zu werden.
Die Vernachlässigung einer Beschäftigung mit diesen Konsumformen hat leider dazu geführt, dass es viele Kenntnisse darüber gibt, warum einige Menschen situativ oder über längere Zeit ihres Lebens problematisch mit psycho-aktiven Substanzen umgehen. Warum aber der Mehrheit der Menschen ein unproblematischer Konsum psycho-aktiver Substanzen in Form von Genuss oder Gebrauch gelingt, welche Voraussetzungen, Lernprozesse und Rahmenbedingungen dies befördern und wie man diese gezielt und für eine breite Masse der Menschen initiieren kann – dazu liegen leider so gut wie keine Erkenntnisse vor.

Die gelungenen Formen des Konsums wurden lange Zeit ignoriert, als pathologisch diskreditiert, deren Berechtigung in Abrede und sogar unter Strafe gestellt. In der Folge haben sich Menschen mit sozial und persönlich integriertem Konsum lange Zeit selbst unsichtbar gemacht und aus allen Formen des gesellschaftlichen Diskurses um den Umgang mit psycho-

---

[15] Nach dem Muster „Es kann nicht sein, was nicht sein darf" gelang es, die Existenz integrierter Konsumformen zu leugnen. Man wollte und man musste sich mit diesem Fakt nicht beschäftigen; er war zu Luft geworden, durch die man hindurchsehen konnte! Das Nichtwahrnehmen und Nichtsehen des integrierten Konsums bestätigte undifferenzierte und dramatisierende Sichtweisen auf den Drogenkonsum.

aktiven Substanzen zurückgezogen. Erst eine Veränderung der Mentalitätsstrukturen unserer Gesellschaft bringt Stück für Stück auch Bewegung hin zu einem Sichtbar-Machen und Sichtbar-Werden: Die Strategie des „Hindurchsehens“ – besser wohl „Wegsehens“ – wird aufgeweicht und die bisher Unsichtbaren werden ermutigt, sichtbarer in das Bild zu kommen. Erst so kann sich der Drogendiskurs endlich auch der Frage zuwenden, was in unserer Gesellschaft unter unproblematischem Drogengebrauch und unter sozial und persönlich integrierbarem Drogenkonsum verstanden, anerkannt und sogar befürwortet werden kann und wie die Wege dahin aussehen.

4.5.1 Drogengenuss: Mit allen Sinnen, aber nicht über alle Maßen

Der Begriff „*Drogengenuss*“ verweist darauf, dass es auch beim Umgang mit psycho-aktiven Substanzen möglich ist, sich durch bewusstes Hinwenden zum Konsumakt körperliches, geistiges und psychisches Wohlbehagen zu erschließen. Dazu ist der Konsum „mit allen Sinnen zu genießen“, d. h. die verfügbaren Sinne (u. a. Schmecken, Fühlen, Riechen, Hören) werden mit Aufmerksamkeit auf den Konsumakt gelenkt, wobei diejenigen Effekte gezielt und ausgiebig inszeniert und wahrgenommen werden, die zum körperlichen und geistigen Wohlgefühl des Konsumenten beitragen können. Auf diese Weise schaffen es Genießer, den Konsum psycho-aktiver Substanzen als besonders angenehm zu empfinden und aus einem solchen Konsum befriedigende Gefühle wie Lust und Wohlbehagen zu ziehen.

Genuss ist Lebenskunst

Drogengenuss stellt sich nicht automatisch ein, sondern setzt sowohl Bereitschaften als auch eine Reihe von Fähigkeiten voraus (in Anlehnung an euthyme Konzepte u. a. von Lutz 1983, S.11-18):

- Genießen braucht Zeit und eine Haltung der Ruhe und Entspannung.
- Genießen braucht das Vermögen, sich Genuss zu erlauben. Der Konsument muss sich von genussbeschränkenden Vorstellungen befreien können. Dazu gehören Angst, aber auch kursierende Ideen, die den Genuss psycho-aktiver Substanzen als Indiz für Probleme, Krisen und eine leistungsfeindliche Haltung interpretieren oder als Mangel an Selbstdisziplin, als Fehlen psychischer und sozialer Kompetenzen oder aus weiteren Defiziten erklären.

- Genießen braucht die Fähigkeit, die erfreulichen Aspekte zu erkennen und sich genießend darauf einzulassen. Es setzt oft eine geschulte Wahrnehmung voraus, um dabei auch die angenehmen kleinen Dinge entdecken und daran Freude entwickeln zu können.
- Genießen verlangt Erfahrungen und Gestimmtheit, um sich in eine Grundhaltung begeben zu können, die offen ist für positive Emotionen und für entsprechende kognitive Bewertungen und Urteile.
- Genuss ist nicht zufällig oder bloße Beigabe. Vielmehr muss der Konsument genussvolle Momente bewusst planen, um diese ungestört erleben zu können. Weil der Genuss die ungeteilte Hinwendung der Aufmerksamkeit braucht, ist das Ausschalten ablenkender Stimuli nötig – allein dies ist eine Fähigkeit, die im Zeitalter von Handy und iPhone für viele zu einer wirklichen Herausforderung wird.
- In der Art zu Genießen gibt es große individuelle Unterschiede. Ein gegenseitiger Lernprozess bietet deshalb auch beim Umgang mit psycho-aktiven Substanzen die Chance, vorhandene Genussereignisse zu intensivieren, neue Genussbereiche auszubauen oder diese als gemeinschaftlichen Akt zu kultivieren.
- Beim Genießen ist „weniger" oft mehr. Auch in Zusammenhang mit dem Konsum psycho-aktiver Substanzen lässt sich Genuss nicht durch ein „Mehr" steigern. Vielmehr steht ein Mehr in der Gefahr, durch ein Übermaß in eine Sättigung zu schlingern, durch die die Aufmerksamkeit der Sinne nachlässt und die Fähigkeit zu Genuss untergraben wird.

> ***Essen ist ein Bedürfnis des Magens,***
> ***Trinken eines der Seele.***
> ***Ersteres ist gewöhnliches Handwerk,***
> ***Letzteres Kunst!***
> *Claudia Tillier (1801-1844)*

Merkenswert: Genuss und die Fähigkeit zu Genießen setzen dem Konsum einen limitierenden und mäßigenden Rahmen. Genießen verlangt nach Innehalten und Nachfrage, wieweit ein Konsumangebot tatsächlich die Sinne anspricht und wie und auf welche Weise es zu Wohlbehagen beiträgt. Genuss und Genussfähigkeiten stehen einer auf Wachstum und Konsum basierenden Gesellschaft eher entgegen. Deshalb kommen aus den sozialen Bezügen der westlichen Kultur auch eher Impulse, die auf einen größeren, schnelleren und umfassenderen Verbrauch orientieren, der leider oft als Genuss missverstanden wird.

Insofern werden Angebote sogenannter euthymer Therapien (vgl. Lutz, Koppendörfer 1983), mit denen für Genuss sensibilisiert und entsprechende Genussfähigkeiten entwickelt werden, nicht nur für Menschen hilfreich, die psycho-aktive Substanzen übermäßig konsumieren. Im Grunde enthalten Ansätze zur Entwicklung von Genussfähigkeit und Genießen wichtige allgemeine pädagogische Impulse, die die Entwicklung von Mündigkeit in vielen weiteren Konsumbereichen ebenfalls fördern können.

4.5.2 Drogengebrauch: Im Alltag nutzbringend

Der Begriff „*Drogengebrauch*" macht auf eine weitere Art des Konsums psycho-aktiver Substanzen aufmerksam, die unproblematisch und eher unspektakulär ist. Auch deshalb wird dieser Begriff in den verschiedenen Hilfesystemen (u. a. Therapie, Medizin, Drogensozialarbeit) selten verwendet – hierzu sind in der Regel keine Interventionen durch professionelle Hilfesysteme nötig, wodurch dieses Phänomen in der Regel in diesen Bereichen auch nicht auftaucht[16].

Der Gebrauch: nützlich und hilfreich

Der Drogengebrauch ist eine nutzbringende, sinnvolle und hilfreiche Verwendung/Anwendung/Benutzung psycho-aktiver Substanzen und dient dem Zweck, zur persönlichen, sozialen und/oder natürlichen Entwicklung des Konsumenten beizutragen. Der Drogengebrauch hat also eine definierte Zwecksetzung für die Meisterung des Alltags, der auf diese Art und Weise leichter/entspannter/konzentrierter/wacher usw. bewältigt werden kann und dem Konsumenten eher einen Gewinn an Alltagstauglichkeit und sozialer Einbindung verschafft, in diesem Sinne sozial und persönlich mit anderen Bezügen vereinbar und in diesem Sinne auch in diese integrierbar ist.

Die Herausforderungen einer Gestaltung des Drogengebrauchs

Die Entwicklung des Drogengebrauchs basiert sowohl auf den Möglichkeiten als auch den Notwendigkeiten, den Konsum psycho-aktiver Substanzen aktiv gestalten zu können – sie ist damit sowohl Chance, als auch Herausforderung, die jeweils beim Konsum psycho-aktiver Substanzen einzulösen sind.

---

[16] Die Tatsache, dass es lange nicht einmal einen Begriff gab, um den unproblematischen Gebrauch psycho-aktiver Substanzen zu beschreiben, verlieh auch diesem alltäglichen Phänomen in vielerlei Hinsicht eine gewisse Unsichtbarkeit.

In diesem Zusammenhang sei nochmals daran erinnert, dass die sachliche Auseinandersetzung mit den Wirkprinzipien psycho-aktiver Substanzen unterstreicht, dass dem Umgang mit psycho-aktiven Substanzen grundsätzlich ein Rahmen vorgegeben ist, der zu kennen und im Handeln der Menschen zu respektieren ist. Dieser Handlungsrahmen ist in Abhängigkeit von den konkreten Stoffen zwar unterschiedlich groß. Dennoch besitzt keine psycho-aktive Substanz unberechenbare Bemächtigungskräfte und dämonische Strukturen, die den Konsumenten hinterrücks überrumpeln und ihn zum hilflos ausgelieferten und wehrlosen Opfer einer Pharmakologie machen. Leider werden in bunten Zeitungsblättern und flirrenden Bildern immer mal wieder Stories präsentiert, wonach schon nach dem ersten Konsum ein Damm gebrochen sei und es von da ab für den Konsumenten kein Entrinnen gegeben hätte. Diese haben für die Betroffenen durchaus eine gewisse entlastende und auch entschuldigende Kraft. Deshalb wollen viele darauf ungern verzichten und malen, angespornt durch das Staunen eines erschauernden Publikums eine solche Fantasie weiter aus. Ein genauer Blick enttarnt diese Darstellung aber schnell als Ammenmärchen: Konsumenten haben immer auch Chancen für ein Mit- oder Entgegenwirken, für die sie die gegebenen Gestaltungsmöglichkeiten jedoch gezielt nutzen müssen.

Das Recht und die Pflicht zu gestalten

In diesem Sinne werden beim Drogengebrauch immer auch Gestaltungsnotwendigkeiten abverlangt. Schon mit Rückgriff auf Set, Setting, Dosierung und Applikationstechnik, mit denen auf die Effekte und Wirkungen psycho-aktiver Substanzen Einfluss genommen werden kann, werden die Mitwirkungsmöglichkeiten und Mitwirkungsnotwendigkeiten der Konsumenten deutlich.

Fragen zur Vergewisserung der Passfähigkeit des Drogengebrauchs

Eine Vergewisserung dazu, wieweit dies jeweils passgerecht gelingt, ermöglichen Fragen nach der richtigen Person, dem richtigen Ort, der richtigen Zeit, der richtigen Menge in der richtigen Qualität und mit der richtigen Konsumform (vgl. Schüler 1969):

- Ist der Konsument gerade oder generell *die richtige Person*? – Oder sollte er z. B. aus altersbedingten Gründen, wegen Schwangerschaft, psychischen Missbefindens oder psychischen Vorerkrankungen besser auf einen Konsum verzichten?
- Ist die für den Konsum gewählte *Zeit geeignet*? – Oder können damit z. B. wesentliche abgeforderte Leistungen des Alltags nicht mehr erbracht werden? Oder aber lässt die Regelmäßigkeit des

Konsums das Entstehen körperlicher Entzugserscheinungen, einer problematischen psychischen Gewöhnung und/oder sozialer Komplikationen befürchten?

- Ist der gewählte *Ort für den Konsum stimmig*? – Oder ist dieser z. B. bei eingeschränktem Reaktionsvermögen mit erheblichen Unfallgefährdungen für sich und andere verbunden?
- Ist die *konsumierte Menge passend*? – Oder bewirkt die aktuelle körperliche und psychische Verfassung beispielsweise durch Erschöpfung, Krankheit oder Alter eine deutlich geringere Verträglichkeit?
- Ist die vorliegende *Qualität angemessen*? – Oder lässt z. B. die schlechte Qualität oder die Ungewissheit der Wirkstoffkonzentration erhebliche gesundheitliche Beeinträchtigungen befürchten?
- Ist die *Applikationstechnik adäquat*? – Oder kann z. B. den hohen hygienischen Ansprüchen eines intravenösen Konsums gerade nicht entsprochen werden?

Merkenswert: Die nutzbringende, sinnvolle und hilfreiche Verwendung/Anwendung/Benutzung psycho-aktiver Substanzen bekommt mit „Drogengebrauch" einen Begriff. Die Vielfalt der Faktoren, die darüber entscheidet, ob ein Drogenkonsum die Qualität eines Drogengebrauchs zugesprochen erhalten kann, führt jedoch dazu, dass sich in der Regel niemals einige wenige und zudem unverrückbare Kriterien dafür aufzeigen lassen: Was für eine Person für diese spezielle Situation richtig ist, kann schon in einer anderen Situation oder für eine andere Person kritisch bewertet werden. Insofern sind Fragen nach der richtigen Person, dem richtigen Ort, der richtigen Zeit, der richtigen Menge in der richtigen Qualität und mit der richtigen Konsumform geeignet, mehr Übersicht in die Aspekte zu bringen, die eine komplexe Konsumsituation ausmachen.

Darüber hinaus sind diese Leitfragen auch ein hilfreiches Instrument, um mit Konsumenten in eine Diskussion über Maßstäbe zu treten, die an einen Drogengebrauch zu legen sind sowie um Hilfestellungen zu geben, den eigenen Konsum psycho-aktiver Substanzen zu reflektieren und mit Blick auf die aktuellen Anforderungen ggf. zu korrigieren.

Im Nachdenken über „Drogengebrauch" ist zudem zu berücksichtigen, dass der Konsument mit der Wahl der Ziele und Zwecke seines Konsums wesentlich darüber bestimmt, welchen Platz und welchen Einfluss er bestimm-

ten psycho-aktiven Substanzen in seinem Leben einräumen will. Er entscheidet damit auch, ob der Konsum psycho-aktiver Substanzen mit anderen Lebensbereichen harmonisiert und in Form des Drogengebrauchs den Alltag nicht beeinträchtigt oder aber mit diesem kollidieren kann.
Unübersehbar ist, dass der Gebrauch psycho-aktiver Substanzen keineswegs simpel ist und ohne vielerlei Bedenken gelingen kann. Gerade, weil ein Substanzgebrauch voraussetzungsreich ist und hohe Ansprüche an den Konsumenten stellt, werden für eine praktische Umsetzung auch Wissen, Erfahrungen sowie praktische Fähigkeiten und Fertigkeiten hilfreich und wichtig.

4.6 Das Drogendreieck und wie es sich ausdeuten lässt

Für die Auseinandersetzung mit dem Drogenkonsum schlagen viele Autoren das sogenannte Drogendreieck vor. Verwiesen wird auf eine schematische Darstellung, die durchaus geeignet ist, wichtige Aussagen zu versinnbildlichen:

- Die Vielfalt der Formen, mit denen psycho-aktive Substanzen konsumiert werden können;
- Die Deutung der epidemiologisch[17] auffindbaren Größenordnungen von Genuss, Gebrauch, Missbrauch und Abhängigkeit in einer Bevölkerung;
- Einflussfaktoren für das Zustandekommen des Drogenkonsums;
- Lebensbereiche, in denen sich problematische Folgen des Drogenkonsums manifestieren können;
- Eine Symbolik der sozialen Sichtbarkeit sowohl des Konsums als auch möglicher Folgen des Konsums.

[17] Epidemiologie stand ursprünglich für „Seuchenkunde“ und beinhaltet wissenschaftliche Arbeiten, die sich mit der Verbreitung, der Ursachen und den Folgen bestimmter gesundheitlicher Phänomene in einer Bevölkerung beschäftigt.

Die Vielfalt der Formen des Drogenkonsums

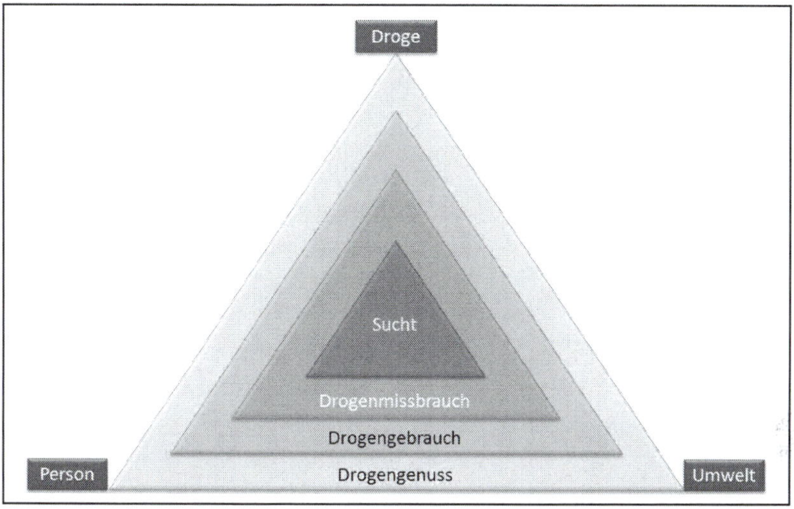

Zunächst verdeutlicht die Form der ineinander gelegten vier Dreiecke, dass Drogenkonsum ein allgemeiner Begriff ist, der mit Bezug zu bestimmten Charakteristika zu unterscheiden ist. Die dabei zu unterscheidenden Formen haben sehr unterschiedliche Qualitäten: Drogengenuss, Drogengebrauch, Drogenmissbrauch und Drogenabhängigkeit[18].

Größenordnungen

Auch die jeweils gewählten Größenverhältnisse für die einzelnen Formen des Drogenkonsums sind in dem Dreieck nicht zufällig. Sie unterstreichen, dass – anders als im laienhaften Verständnis oft angenommen – die Entwicklung von Abhängigkeit/Sucht eher eine Ausnahme ist. Nicht nur in Zusammenhang mit dem Trinken von Alkohol, sondern auch bei illegalisierten Substanzen[19], ist die Verbreitung von Drogengenuss und Drogen-

---

[18] Zumindest von Drogengenuss und Drogengebrauch war bereits die Rede; den Missbrauchsformen und dem Phänomen Abhängigkeit" sind nachfolgend ausführliche Abschnitte gewidmet.

[19] Für diese sind die Größenordnungen allerdings durch das ungewisse Dunkelfeld beim illegalisierten Konsum schwer exakt zu beziffern.

gebrauch weit größer, als die Existenz von Konsummustern, denen die Merkmale eines situativen oder chronischen Missbrauchs zuzusprechen sind oder denen sogar Abhängigkeit attestiert werden muss.

> **Holz** ***und*** **Leune** ***differenzierten das Alkoholkonsummuster der deutschen Bevölkerung im Alter von 18-59 Jahren (48,7 Mio. Menschen) nach den Richtlinien der WHO und gaben dazu folgende Größenordnungen an****:***
>
> - ***„Abstinenz****: 10 % (4,8 Mio. Menschen);*
> - ***Risikoarmer Konsum:*** *69 % (33,4 Mio. Menschen), die bezogen auf die konsumierten Trinkmengen risikoarm trinken;*
> - ***Riskanter Konsum:*** *14 % (6,6 Mio. Menschen), die bezogen auf die konsumierten Trinkmengen zu viel trinken;*
> - ***Schädlicher Gebrauch:*** *5 % (2,4 Mio. Menschen) missbrauchen Alkohol situativ;*
> - ***Alkoholabhängigkeit****: 2,5 % (1,25 Mio. Menschen) haben ein abhängiges Konsummuster;*
> - ***Chronisch mehrfach geschädigte Abhängige:*** *0,5 % (0,25 Mio. Menschen) die durch ihr Konsummuster bereits mehrere Schäden hinnehmen mussten."*
>
> *(vgl. Holz, Leune 1998, zit. nach Wessel, Westermann 2002, S. 145f)*

Einflussbereiche für das Zustandekommen von Drogenkonsum
Welche Qualität des Drogenkonsums auch jeweils in den Blick genommen wird, das Dreieck verdeutlicht, dass am Zustandekommen des Konsums Einflüsse beteiligt sind, die *erstens* von der Person des Konsumenten eingebracht werden, *zweitens* aus den sozialen Bezügen kommen, in denen der Konsum stattfindet, und sich *drittens* aus Eigenheiten der konsumierten Substanz ergeben.
Durch diese Darstellung angeregt, lassen sich als wichtige Einflussfaktoren des Drogenkonsums benennen:

- Individuelle Voraussetzungen wie Prädispositionen für den Konsum in Form von Bedürfnissen, Motiven, Einstellungen, Werthaltungen, Zielen der Person sowie Fähigkeiten und Fertigkeiten der Person beispielsweise mit psycho-aktiven Substanzen umgehen zu können, bestimmte Effekte anzielen und sich auf diese einstellen zu können bzw. bestimmte Effekte zu vermeiden oder diese abwehren zu können;

- Einflussfaktoren aus dem sozialen Umfeld wie Lebensbedingungen, Konsumangebote, Konsumverbote, Situationen mit Aufforderungscharakter, Gruppendruck usw.;
- Pharmakologische Eigenheiten der jeweils konsumierten psychoaktiven Substanz, die sedierend, aufputschend, bewusstseinserweiternd u. ä. wirken können, körperliche Toleranzentwicklung anstoßen können usw.

Art der Drogenprobleme

Mit den jeweiligen Eckpunkten des Dreiecks sind zugleich auch Bereiche benannt, in denen die Folgen eines problematischen Konsums erkennbar werden können:

- Auf der individuellen Ebene Folgen für die physische und psychische Gesundheit des Konsumenten;
- Auf der sozialen Ebene Störungen durch den Konsum, die in den sozialen Beziehungen entstehen, wenn beispielsweise bestimmten Erwartungen nicht mehr nachgekommen wird, Verpflichtungen nicht mehr eingehalten werden, Verantwortung nicht mehr wahrgenommen wird usw.
- Probleme, die sich aus den Besonderheiten der psycho-aktiven Substanz ableiten und zu denen beispielsweise eine nebenwirkungsreiche Pharmakologie (z. B. eine neurotoxische Wirkung wie bei Alkohol) und Einflüsse gehören, die sich aus deren Beschaffbarkeit (z. B. Schwarzmarkt), der soziokulturellen Handhabung und der Form ihrer Einbindung in bestimmte Milieus u. ä. ergeben.

Das „Eisbergphänomen“

Schließlich lässt sich das Drogendreieck auch als Symbol für das sogenannte „Eisbergphänomen“ lesen: So wie bei einem Eisberg mit einem Drittel der Gesamtmasse nur der geringere Teil an der Oberfläche sichtbar ist, so ist auch beim Drogenkonsum davon auszugehen, dass nur ein kleiner Teil der Phänomene überhaupt öffentlich gemacht und von der Gesellschaft wahrgenommen wird. Wie auch Sexualität etwas sehr Privates ist, das nur bedingt öffentlich praktiziert wird, so verbleiben auch viele Facetten des Umgangs mit psycho-aktiven Substanzen eher in sehr privaten und intimen Bezügen, in die die Gesellschaft kaum einen Einblick bekommt. Ungeachtet dessen existieren diese Phänomene jedoch und werden – wie bei größeren

Eruptionen tauender Eisberge – oft nur kurz und schlaglichtartig sichtbar, um dann in der Regel wieder abzutauchen und dem Blick zu entschwinden.

Merkenswert: Mit vielfältigen Interpretationsmöglichkeiten ist das sogenannte Drogendreieck eine graphische Darstellung, in die Zusammenhänge, die sich um den Drogenkonsum ranken, hineingelesen werden können.

Diese Darstellung ist allerdings mit dem Begriff „Drogendreieck" überinterpretiert, wenn daraus Besonderheiten abgeleitet werden, die ausschließlich für das Verstehen des Drogenkonsums gelten. Viele andere menschliche Handlungen, insbesondere, wenn sie sich auf den Konsum bestimmter Güter beziehen, ließen sich in ähnlicher Weise darstellen. Insofern lässt seine Titulierung eine Exotik vermuten, die nicht gerechtfertigt ist. Vielmehr zeigt sich dem unverstellten Blick, dass sich das Zustandekommen auch dieses menschlichen Handelns aus ganz durchschnittlichen/normalen Mustern erklären lässt.

4.7 Nach- und Weiterlesenswert

Barsch, G. (2008): Lehrbuch Suchtprävention. Von der Drogennaivität zur Drogenmündigkeit. Geesthacht, Kapitel 6, S. 199-240

Dollinger, B., Schneider, W. (Hrsg.)(2005): Sucht als Prozess – Sozialwissenschaftliche Perspektiven für Forschung und Praxis. Berlin

Franzkowiak, P. (1985): Alltäglicher Genussmittelkonsum und medizinische Risikodefinitionen – eine kultursoziologische Kritik an epidemiologischen und gesundheitserzieherischen Konzepten zum sozial integrierten Zigarettenrauchen und Alkoholkonsum, Göttingen

Höhle, S., Müller-Ebeling, C., Rätsch, Ch., Urchs, O. (Hrsg.)(1986): Rausch und Erkenntnis – Das Wilde in der Kultur. München

Hurrelmann, K. (1989): Lebensbedingungen, Drogenkonsum und Sucht - soziologische und sozialisationstheoretische Erklärungsversuche. In: Bayerische Schule 3(1989), S. 19-22

Kleiber, D., Soellner, R. (1998): Cannabiskonsum: Entwicklungstendenzen, Konsummuster und Risiken., Weinheim

Körkel, J., Kruse, G., Schmalz, U. (2000): Alkoholabhängigkeit erkennen und behandeln, Bonn

Labouvie, E., Bates M. E. (2002): Reasons for alcohol use in young adulthood: Validation o a three-dimensional measure. In: Journal of Studies on Alcohol (2002)63, S. 145-155

Lutz, R. (1983): Genuss und Genießen. In: Lutz, R. (Hrsg.)(1983): Genuss und Genießen. Weinheim

Lutz, R., Koppenhöfer, E. (1983): Kleine Schule des Genießens. In: Genuss und Genießen (Edition Lutz, R.), Weinheim, Basel, S. 112-125

Rudolf, M. (2006): Männlichkeit – Macht – Beziehung: Gendersensibilität und Professionalisierung in der Sozialen Arbeit. In: Jacob, J., Stöver, H. (2006)(Hrsg.): Sucht und Männlichkeiten – Entwicklungen in Theorie und Praxis der Suchtarbeit, Wiesbaden, S. 101-118

Schüler, E. (1969): Probleme der Determination und Vorbeugung von Alkoholmissbrauch und damit in Zusammenhang stehender Kriminalität in der DDR. In: Aktuelle Beiträge der Staats- und Rechtswissenschaften, Heft 49, Potsdam-Babelsberg

5 Drogenmissbrauch: Eine Sonderform des Drogenkonsums mit vielen Gesichtern

Während in Debatten um den Konsum psycho-aktiver Substanzen die Formen des Drogengenusses und des Drogengebrauchs oft übersehen werden, wurde und wird der Konsumform *„Drogenmissbrauch"* besondere Aufmerksamkeit eingeräumt. Drogenmissbrauch wird immer als ein problematischer Konsum definiert. Dabei gilt, wie bei den anderen Konsumformen auch, dass aus sehr unterschiedlichen Perspektiven festgelegt werden kann, was problematisch ist. Deshalb verwundert es nicht, dass es viele Bestimmungen für Drogenmissbrauch gibt, die vor dem Hintergrund jeweils verschiedener Betrachtungen formuliert wurden. Insofern ist in Zusammenhang mit dem Verständnis von „Drogenmissbrauch" immer zunächst die Frage berechtigt, wer womit ein Problem hat – eine Frage, die sich auch für eine Versachlichung von Auseinandersetzungen zu konkreten Konsumformen eignet.

5.1 Drogenmissbrauch: Drogenkonsum gegen geltende Normen und Gesetze

Aus *juristischer* Sicht kann es mit psycho-aktiven Substanzen, für die Anbau, Beschaffung, Besitz und Handel verboten sind, nur einen Drogenmissbrauch geben. Ähnlich sieht es die *Medizin.* Sie bezeichnet den Konsum von Medikamenten zu anderen Zwecken und in anderen Mengen als die eines verordneten Arzneimittels als Medikamenten-/Drogenmissbrauch. Schließlich geht auch das *Straßenverkehrsrecht* von Drogenmissbrauch aus, wenn Fahrzeugführer in verbotener Weise (z. B. durch Überschreiten von Promillegrenzen bei Alkohol) psycho-aktive Substanzen konsumieren.
Hintergrund einer solchen Definition des Drogenmissbrauchs ist, wieweit der Konsum psycho-aktiver Substanzen gegen Normen und Gesetze verstößt. In diesem Sinne ist unter den heute geltenden gesetzlichen Regelungen auch die Aussage nachvollziehbar, dass jeder Umgang mit illegalisierten psycho-aktiven Substanzen unerlaubt ist und deshalb (aus juristischer Sicht) ein Drogenmissbrauch sei. In derartigen Betrachtungen kann ein solcher prinzipieller Missbrauch nur in seiner Intensität und Schwere variieren, so dass lediglich die Unterscheidung in „noch" Missbrauch oder „schon" Abhängigkeit erfolgt. Diese Unterscheidung wird wichtig, weil für

den Fall von Abhängigkeit bei einer juristischen Bewertung nachsichtigere Maßstäbe geltend gemacht werden können, als dies beim „einfachen“ Missbrauch möglich ist (z. B. mangelnde Zurechnungsfähigkeit, mangelnde Schuldfähigkeit). Nach dem Motto „Es kann nicht sein, was nicht sein darf“ werden in diesen Sichtweisen der prinzipiell verbotene Gebrauch und Genuss unsichtbar; mit dieser Perspektive kann man auch nur zu einer Verurteilung jeglichen Konsums als Missbrauch kommen.

Diese Aussage, der eine normative Betrachtung zu Grunde liegt, ist jedoch oft in unzulässiger Weise verallgemeinert worden: Geschlussfolgert wurde, dass jeglicher Konsum von „Drogen“ ein Missbrauch sei, weil es mit psycho-aktiven Substanzen dieser Art per se keine angemessenen Konsumformen geben könne[20]. Dieser Kurzschluss hatte schwerwiegende Folgen: Indem *erstens* der normative Hintergrund der Betrachtung verlassen, *zweitens* eine Aussage unzulässig verallgemeinert und zudem *drittens* ohne Blick auf die vorgefundenen Realitäten getroffen wurde, verlor der ursprünglich juristisch formulierte Begriff „Drogenmissbrauch“ seine Funktion, bei der Differenzierung verschiedener Drogenkonsumformen hilfreich zu sein. Er verwandelte sich in eine Definition, die eher Überzeugungen und Gesinnungen folgte, als dass sie der realitätsgerechten Darstellung von Zusammenhängen diente.

Merkenswert: Eine Möglichkeit, Drogenmissbrauch zu definieren, ist die Frage, ob ein bestimmter Drogenkonsum geltenden Normen und Gesetzen entspricht oder dagegen verstößt. Unter prohibitiven Bedingungen kann in einer solchen Betrachtung jeder Konsum einer illegalisierten Substanz oder der Konsum einer legalen Substanz in dafür nicht zugelassenen Situationen (z. B. am Arbeitsplatz) als Missbrauch verstanden werden. Von einem solchen Standpunkt aus interessiert nicht, ob die praktizierte Konsumform für den Konsumenten mit physischen, psychischen oder sozialen Problemen verbunden oder aber durchaus sozial und persönlich integrierbar ist.

---

20 *„Bei Heroin und anderen ‚harten‘ Drogen, die durch den Konsum immer Sucht erzeugen, ist also der ‚richtige‘ Gebrauch gar nicht denkbar.“ (Aus einem Studienbrief zur Ausbildung zum Beratungslehrer des Deutschen Instituts für Fernstudien an der Universität Tübingen 1984, S. 62).*

Wenn die vorgenommene Beurteilung sachlich richtig sein soll, dann ist eine Verurteilung des Konsums psycho-aktiver Substanzen als Missbrauch an die sehr engen Betrachtungskriterien „Normative und Gesetze" gebunden. Sie verliert ihre Berechtigung, wenn der Bewertung andere Gesichtspunkte zugrunde gelegt werden, weil sich, unter anderen Aspekten betrachtet, bestimmte Konsumformen durchaus als Drogengenuss oder -gebrauch erweisen können.

5.2 Drogenmissbrauch: Über Menge definiert

Populär sind Vorgaben zu medizinisch begründeten Mengengrenzen, deren Einhaltung empfohlen wird, um das Risiko körperlicher Folgeerkrankungen zu vermeiden. Mit Blick auf diese mengenmäßigen Empfehlungen wird jeder Konsum, der über diese Vorgaben hinausgeht, als Drogenmissbrauch definiert.

Der Ideenhintergrund empfohlener Mengengrenzen
In solchen Richtlinien werden Risiken in der Regel vor dem Hintergrund einer angenommenen Wahrscheinlichkeit bestimmt, mit der bestimmte schädigende Ereignisse eintreten können. Dabei berufen sich die sehr unterschiedlichen Empfehlungen auf verschiedene Wahrscheinlichkeitsangaben. Je kleiner das Rest-Risiko angesetzt wird, mit dem eine bestimmte Konsummenge zu körperlichen Schäden führt, umso geringer fallen auch die Mengen aus, die für den Konsum empfohlen werden.

Von Mengen und Wahrscheinlichkeiten

Dies erklärt, warum sich die Grenzwerte für den täglichen Alkoholkonsum, mit denen das Entstehen alkoholbedingter somatischer Erkrankungen verhindert werden soll, gravierend unterscheiden: Die Empfehlungen der WHO für unschädlichen Alkoholkonsum beträgt für Männer täglich bis zu 40 g und für Frauen bis zu 20 g reinen Alkohols; die Britische Ärzteschaft (Britisch Medical Association) definiert die kritische Tagesmenge reinen Alkohols mit 30 g für Männer und 20 g für Frauen; die amerikanische Gesundheitsbehörde National Institut on Alcohol Abuse and Alcoholism (NIAA) verweist sogar auf eine kritische Menge von 24 g bei Männern und 12 g bei Frauen (zit. nach Klingemann et al. 2004). Konsequent zu Ende gedacht, können derartige Empfehlungen darin gipfeln, überhaupt keinen Alkohol zu trinken – so könnte zu 100 % ausgeschlossen werden, dass sich die vorliegenden Erkrankungen auf den Konsum von Alkohol zurückführen lassen.

Merkenswert: Die popularisierten Mengenempfehlungen für den risikoarmen Konsum bestimmter psycho-aktiver Substanzen ergeben sich nicht nur aus medizinischen Erkenntnissen, sondern werden auch immer von Normativen, sozialen Konventionen und Ideologien bestimmt.

Deutlich wird dies an den Diskussionen um das sogenannte Binge Drinking, mit dem gegenwärtig vor allem der jugendliche Alkoholkonsum problematisiert wird.

Binge Drinking: Substanzfixiert und mit Hang zum Dramatisieren
Auch das sogenannte *Binge Drinking* wird heute in der Regel über Mengenangaben definiert[21]. An diesem Beispiel werden allerdings die Grenzen einer Definition des „Missbrauchs" ausschließlich über Konsummengen besonders deutlich. Diese ergeben sich daraus, dass die situativen Rahmenbedingungen des Handelns unbeachtet bleiben. Eine solche Bewertung wird der Komplexität des Konsums nicht gerecht und schafft eine Missbilligung für Konsumformen, die sich mit Blick auf die Gesamtsituation nicht begründen lässt: Ein Schüler, der beispielsweise in den letzten zwei Wochen in einer Trinksituation mindestens drei Bier getrunken hat, tat dies möglicherweise in einer Disko, in der über sechs Stunden gefeiert wurde und kommt ziemlich nüchtern nach Hause! Wer diese Trinksituation dramatisieren würde, müsste sich zu Recht eine radikale und wirklichkeitsfremde Nüchternheitsideologie vorwerfen lassen. Erwachsene Frauen und Männer, die sich am Wochenende zu einem gemeinsamen Essen treffen und im Laufe eines vergnüglichen Abends so viel trinken, dass sie letztlich über 0,8 Promille Blutalkohol aufweisen, haben deshalb weder aktuell noch langanhaltend physische, psychische oder soziale Probleme, so dass fraglich erscheint, warum ein solches Trinken als Binge Drinking angeprangert

---

[21] In der wörtlichen Übersetzung bedeutete Binge Drinking „exzessives Rauschtrinken" und war ursprünglich der Beschreibung von Trinkexzessen bei Alkoholabhängigkeit vorbehalten. Seit etwa 2000 wird dieser Begriff allerdings benutzt, um einen Alkoholkonsum zu beschreiben, dessen Ziel ein absichtliches Betrinken ist. Auf diese Weise hatte dieser Begriff den Sprung von der klinischen Praxis in die Beschreibung von Alltagsphänomenen geschafft. Gegenwärtig wird er jedoch zunehmend synonym für ein „riskantes Trinken" gebraucht, das allein an Mengen festgemacht wird. Damit verliert der Begriff leider seine klare Aussage und wird zusehends für eine eher moralisierende Debatte vereinnahmt.

werden sollte! Mit derartigen kritischen Nachfragen relativiert sich die in Studien oft ermittelte bedrohlich hohe Zahl der Binge Drinker und unterstreicht die Berechtigung der Forderung, in die Beurteilung des Konsums psycho-aktiver Substanzen obligatorisch die Gesamtsituation des Konsums einzubeziehen. Erst durch den Blick auch auf die Konsumumstände wird die Wertung einer Konsummenge und das Deklarieren eines Konsums als Missbrauch realitäts- und sachgerechter[22].

> ***Über Menge definiert – Binge Drinking:***
> - *„Für Schüler: Mehr als drei Drinks pro Trinkgelegenheit in den letzten zwei Wochen.*
> - *Bei erwachsenen Männern: Fünf und mehr Trinkeinheiten pro Trinkgelegenheit in den letzten zwei Wochen.*
> - *Bei erwachsenen Frauen: Vier und mehr Trinkeinheiten pro Trinkgelegenheit in den letzten zwei Wochen.*
> - *Regelmäßige Binge Drinker: Diejenigen, die in den letzten zwei Wochen bei drei oder mehr Trinkgelegenheiten (beziehungsweise durchschnittlich ein Mal pro Woche) diese Menge Alkohol getrunken haben.*
> - *Konsum jener Menge Alkohol, die eine Blutalkoholkonzentration von mindestens 0,8 Promille bewirkt“.*

Mengenangaben haben zudem den Nachteil, dass sie auch die individuellen biomedizinischen Besonderheiten des Konsumenten nicht beachten. Für bestimmte Personen ist bereits die empfohlene Menge einer psychoaktiven Substanz, die nicht überschritten werden sollte, zu viel (z. B. weil sie konstitutionell sensibler reagieren; weil sie bestimmte Vorerkrankungen haben; weil sie Medikamente einnehmen müssen), andere verfügen über eine robustere Konstitution und nehmen auch bei stärkerem Konsum keinen gesundheitlichen Schaden (z. B. der Großvater, der sein Leben lang viel rauchte und weder an Krebs, noch an Lungenerkrankungen litt).

---

[22] Epidemiologische Forschungen, die in der Regel quantitative Muster mit vorgegebenen Fragebatterien ermitteln, sind mit diesem Einwand allerdings vor die Hausforderung gestellt, ihr Forschungsmethoden, die gegenwärtig eher einer Simplifizierung von Betrachtungsweisen zuarbeiten, zu überdenken.

Merkenswert: Oft wird Drogenkonsum mit Blick auf mögliche somatische Beschwerden definiert, die sich akut oder bei länger anhaltendem Konsum einstellen können. Diese münden in medizinisch empfohlenen Konsummengen. Diesen Empfehlungen/Festlegungen liegen allerdings nicht ausschließlich biomedizinische Erkenntnisse zugrunde. In diese gehen hinterrücks (z. B. über festgelegte Wahrscheinlichkeiten für den Eintritt einer möglichen Schädigung) oft auch soziale Konventionen und Ideologien ein und bestimmen mit darüber, ob bestimmte Konsumformen problematisiert werden oder nicht[23].

Mit einer Definition des Drogenmissbrauchs ausschließlich an Hand konsumierter Mengen wird ein einzelner Aspekt des Handelns aus seinem Zusammenhang gerissen und bewertet. Eine solche Begriffsbestimmung hat deshalb auch nur für einen eng begrenzten Rahmen Gültigkeit. Insofern steht eine Problematisierung des Konsums als Missbrauch, aus der weitere Aspekte einer sehr komplexen Konsumhandlung ausgeblendet bleiben, in der Gefahr, keine realitätsgerechten sachlichen Bilder zu präsentieren. Mit ihrer substanzfixierten Sicht eignet sie sich, als Argumentation für Dramatisierungen und Missbilligungen missbraucht zu werden, wie Kritiker es den Anhängern des Binge-Drinking-Konzepts[24] seit längerem vorwerfen (vgl. Clapp et al.2000, Grattan, Vogel-Sprott 2001).

---

[23] Beschäftigt man sich mit Statistiken, die beispielsweise Auskunft über die Verbreitung des Nikotinrauchens unter deutschen Jugendlichen geben, stellt man voller Erstaunen fest, dass selbst in neuesten Datenerhebungen die alte Vorstellung aufscheint, nach der es keinen kontrollierten und sogar genussvollen Substanzkonsum geben kann. In diesen Untersuchungen wird nach Nie-, Ex- und aktuellen Rauchern unterschieden und schon gelegentliche Raucher, die bezogen auf die von ihnen gerauchte Zahl der Zigaretten zur Gruppe der kontrollierten Raucher oder Genussraucher zählen können, werden unbesehen der Kategorie „Raucher" zugeordnet. Auch für diese wird über die gesamte Auswertung der Untersuchung hinweg eine Problematisierung zwischen Rauchern und Nichtrauchern vorgenommen (BzgA 2007, S. 8).

[24] Die Kritikpunkte ranken sich in der Hauptsache um substanzfixierte Sichtweisen, mit denen der Alkoholkonsum aus seinen sozialen Bezügen gerissen wird und durch die beispielsweise die je Trinksituation erreichten Blutalkoholspiegel gar nicht berücksichtigt werden.

5.3 Drogenmissbrauch: Die medizinische Sicht

In Anbetracht der begrenzten Aussagekraft einer Definition des Drogenmissbrauchs über Konsummengen ist die *WHO* ausdrücklich von Prognosen und Wahrscheinlichkeitsrechnungen abgerückt und beschreibt im *ICD-10 (Internationale Klassifikation der Krankheiten)* als „Substanzmissbrauch" einen Umgang mit psycho-aktiven Substanzen, durch den gesundheitliche Schädigungen bereits eingetreten sind: *„Schädigung der psychischen oder physischen Gesundheit wie eine depressive Episode nach massivem Alkoholkonsum bzw. Hepatitis durch Selbstinjektion von Substanzen." (Dilling, Mombour, Schmidt 2005)* **ICD-10**

Basis einer solchen Missbrauchsdefinition ist danach der Sachverhalt, ob durch den Konsum psycho-aktiver Substanzen für den Konsumenten gesundheitliche Folgen eingetreten sind oder nicht. Sie nimmt damit Abstand von Kriterien, die starke moralische Zuweisungen beinhalten (z. B. „Ablehnung des Konsumverhaltens oder einer bestimmten Substanz durch andere" oder „negative soziale Folgen wie Inhaftierung oder Eheprobleme", die auch durch andere Umstände begründet sein können). Wenngleich sich diese Missbrauchsdefinition wieder sehr stark an nachprüfbaren und sachlichen Kriterien orientiert, ist zu bedenken, dass sie *zum einen* ausschließlich bezogen auf den Konsumenten argumentiert und *zum anderen* die sozialen und psychosozialen Folgen des Konsums unberücksichtigt lässt. Sie verkörpern damit eine auf das Individuum zentrierte und damit typisch medizinische Sicht.

Merkenswert: Mit einer medizinischen Definition von Drogenmissbrauch, die Bezug zu tatsächlich eingetretenen Schädigungen nimmt, wird mit Tatsachen argumentiert, die für die jeweils konkrete Person relevant sind. Insofern markiert diese Auslegung ein Streben nach Sachlichkeit. Der Nachteil einer solchen Bestimmung ist, dass auf diese Weise Missbrauch rückwärts gewandt und damit pathogenetisch beschrieben wird und deshalb kaum rechtzeitige Korrekturen ermöglicht. Zu den Einwänden gegen ein enges medizinisches Verständnis von Missbrauch kommt aber auch, dass der Blick auf die gesundheitlichen Folgen des Konsums weder die konkreten Umstände des Konsums, noch dessen Muster berücksichtigt und damit eine Vielzahl konsumbedingter weiterer, dann eher sozialer Probleme nicht berücksichtigt (z. B. Vernachlässigung beruflicher Pflichten, Verstoß gegen Sicherheitsvorschriften, Gefährdung anderer Personen).

Deutlich wird, dass sich mit dem Konsum psycho-aktiver Substanzen über gesundheitliche Folgen hinaus weitere Muster von Störungen und Problemen ergeben können und von diesen nicht nur Selbst-, sondern auch Fremdschädigungen auszugehen vermögen. Sie sollten deshalb mit dem Begriff „Substanzmissbrauch" auch angesprochen werden und in diesem einen Platz erhalten.

5.4 Drogenmissbrauch: Aus therapeutischer Sicht

Da der Konsum psycho-aktiver Substanzen eine komplexe Handlung ist, die zudem in vielfältige soziale Bezüge eingebunden wird, sind die sich daraus möglicherweise ergebenden Probleme ebenfalls verschiedener Art, können in unterschiedlichen Lebensbereichen auftreten und beschränken sich nicht auf Folgen für die persönliche somatische oder psychische Gesundheit des Konsumenten. Insofern wird mit anderen Definitionen der Blick auch auf mögliche weitere Probleme gelenkt, die ursächlich mit dem Substanzkonsum einhergehen können.

DSM-IV Das von der *American Psychiatric Association* entwickelte und auch in Deutschland eingeführte Klassifikationssystem *DSM-IV*[25] stellt für die Beschreibung des Substanzmissbrauchs eine Zusammenstellung von Problemlagen (Symptome) heraus, von denen mindestens eine über zwölf Monate vorhanden sein muss. Erst dann ist es erlaubt, von Missbrauch zu sprechen:

- *„Wiederholter Substanzgebrauch, der zu einem Versagen bei der Erfüllung wichtiger Verpflichtungen bei der Arbeit, in der Schule oder zu Hause führt.*
- *Wiederholter Substanzgebrauch in Situationen, in denen es aufgrund des Konsums zu einer körperlichen Gefährdung kommen kann.*
- *Wiederkehrende Probleme mit dem Gesetz in Zusammenhang mit dem Substanzgebrauch.*

---

[25] Diagnostic and Statistical Manual of Mental Disorders (Diagnostisches und Statistisches Handbuch Psychischer Störungen), das in seiner revidierten vierten Fassung vorliegt und verwendet wird.

- *Fortgesetzter Substanzgebrauch trotz ständiger oder wiederholter sozialer und interpersoneller Probleme, die durch die Auswirkung der psychotropen Substanz verursacht oder verstärkt werden.“ (vgl. Saß, Wittchen, Zaudig, Houben 2003)*

Merkenswert: Die Definition von Missbrauch (DSM-IV) durch einen therapeutischen Bereich, der hauptsächlich mit psychischen Störungen befasst ist, nimmt zum einen physische, psychische und soziale Risiken des Substanzkonsums für den Konsumenten in den Blick. Zum anderen erhalten auch die Auswirkungen für dessen involviertes soziales Umfeld Aufmerksamkeit. In dieser Definition wird Drogenmissbrauch eher als ein sich entwickelnder Prozess gesehen, der über mehrere Monate andauert.

Kritisch anzumerken ist allerdings, dass in dieser Definition einzelne kurzzeitige oder situative/akute Formen des Missbrauchs und seine Folgen sowohl für den Konsumenten, als auch für sein soziales Bezugssystem nicht berücksichtigt werden.

Von problematischem Konsum sei die Rede!

In das Bemühen, die problematischen Folgen des Drogenkonsums umfassender und komplexer darzustellen, ordnet sich der ebenfalls aus dem therapeutischen Bereich kommende Vorschlag von *Körkel, Kruse und Schmalz* ein: Diese plädieren dafür, wegen mangelnder Trennschärfe die Unterscheidung zwischen Alkoholmissbrauch und Alkoholabhängigkeit aufzugeben und den Begriff *„problematischer Konsum“* einzuführen. Sie wollen damit Etikettierungen vermeiden und ein Recht auf Hilfe bei allen Schwierigkeiten in Zusammenhang mit einem Substanzkonsum und nicht erst bei dramatischen Problemlagen herausstellen.

Problematischer Konsum

Für diese Autoren ist ein Konsum problematisch, wenn in einem oder mehreren der folgenden Bereiche Probleme bestehen:

- *„Körperliche Gesundheit z. B. Lebererkrankungen, Unfallverletzungen,*
- *Seelisches Wohlbefinden z. B. depressive Zustände oder Ängste,*
- *Soziale Beziehungen z. B. Konflikte in der Familie,*
- *Berufliche Leistungen z. B. Fehlzeiten, Leistungsrückgänge, Abmahnungen,*

- *Freizeit z. B. „Einschlafen" von Hobbies,*
- *Finanzen z. B. hohe alkoholbedingte Geldausgaben,*
- *Legalität z. B. Fahren unter Alkoholeinfluss, Gewaltdelikte." (vgl. Körkel, Kruse, Schmalz 2000, S. 47)*

Diese Bestimmung eines problematischen Konsums erlaubt, sich einfach und schnell einen Überblick zu verschaffen, in welchen Bereichen des Lebens und Zusammenlebens konsumbedingt Probleme entstehen oder schon entstanden sind, so dass sich Art und Umfang notwendiger Hilfe und Unterstützung deutlich abzeichnen.

Missbrauch verschieden definiert

Die Palette der heute verfügbaren Differenzierungen und Klassifikationen des Substanzkonsums als problematisch oder als Drogenmissbrauch ließe sich ohne Mühen weiter fortführen.

Merkenswert: Aus therapeutischer Sicht wird Drogenmissbrauch in der Regel mit Blick auf die möglichen physischen, psychischen und sozialen Probleme definiert, die sich mit einem Konsum psychoaktiver Substanzen ergeben können. Deshalb nehmen diese Begriffsbestimmungen einen weit größeren Ausschnitt des Handelns der Konsumenten in den Blick und fragen auch nach den Konsequenzen, die der scheinbar private Konsum auf die Menschen im sozialen Umfeld hat (z. B. Kinder, Familienangehörige, Kollegen). Vielfach haben diese Definitionen das Ziel, die unmittelbare therapeutische Arbeit mit den Betroffenen zu unterstützen: Sie sollen Anleitung zur Reflexion des Substanzkonsums geben, Hilfebedarf bei der Bewältigung konsumbedingter Probleme anzeigen und passende Hilfeangebote herausarbeiten helfen.

Aus der Rolle, die eine Bestimmung von Missbrauch für das Hilfesystem hat, ergibt sich allerdings auch, dass die Definitionen von „Drogenmissbrauch" nicht wertneutral sind. Oft gehen in die Festlegungen, ab wann von einem Missbrauch zu sprechen sei, auf den therapeutisch zu reagieren ist, auch Interessen des sozialen Umfeldes (z. B. eine mit der Situation überforderte Lehrerschaft, trennungswillige Partner, mit Leistungsbezügen hantierende Agenturen für Arbeit) oder von Organisationen und Institutionen ein. Deren Interessen nehmen ebenfalls darauf Einfluss, ab wann bestimmte Konsumenten in ihrem Tun als „hilfebedürftig" problematisiert werden, in existierende Hilfeangebote „hineingezogen gehören und darin, vielleicht auch unnötig, gehalten werden sollen.

Vorsicht bei der Übernahme therapeutischer Definitionen von „Drogenmissbrauch" ist auch in Anbetracht der allgemein zu beobachtenden Entwicklung angemahnt, nach der die Definition eines Problems in der Regel ausufert, wenn die Bearbeitung dieses Problems in die Zuständigkeit eines professionellen Hilfesystems fällt. Eine Ausweitung des Problems oft weit in den vorkritischen Bereich muss als Folge des berufsständischen Bestrebens verstanden werden, sich in seiner Existenz zu bestätigen und seine Positionen auf dem Markt sozialer Dienstleistungen auszubauen.

5.5 Drogenmissbrauch: Nicht nur ein Thema der Sozialarbeit

Formen des Drogenmissbrauchs ändern sich

In der sozialen Praxis (u. a. Schule, Freizeit, Sozialarbeit/Sozialpädagogik) ergeben sich immer wieder Herausforderungen, sich mit der großen Variabilität eines problematischen Konsums psycho-aktiver Substanzen auseinanderzusetzen: Sich ändernde Situationen, verschiedene Substanzen, unterschiedliche Konsumenten usw. kombinieren sich immer wieder zu neuen Konstellationen und erfordern, immer wieder einsichtige Bewertungen und Grenzziehungen. Womit das Urteil „Drogenmissbrauch" begründen? In bestimmten Bezügen sind es vielleicht nicht körperliche und seelische Folgen, die einen Drogenmissbrauch begründen (z. B. unter jugendlichen Besuchern einer Freizeiteinrichtung). Oder die Folgen des Substanzkonsums für die sozialen Beziehungen sind nicht abschätzbar (z. B. weil dem Lehrer der vertrauensvolle Einblick in das Konsumverhalten der Eltern nicht gelingt). Welche Konsequenzen der Konsum in Bezug auf die Legalität und Finanzierung hat, wissen oft nicht einmal die Eltern des konsumierenden Sprösslings usw. In einer solchen Praxis helfen medizinische und therapeutische Unterscheidungen zwischen Drogengebrauch und Drogenmissbrauch nicht weiter. Dennoch sind für die Auseinandersetzung Kriterien nötig, die zudem handhabbar, verständlich und in ihrem Sinn nachvollziehbar sein müssen.

Über Drogenkonsum immer wieder sprechen, um Drogenmissbrauch zu verhindern

Trotz dieser allgemeinen Schwierigkeiten lassen sich Dimensionen herausstellen, die für die Beurteilung eines Substanzkonsums Bedeutung haben und an denen entlang sich nötige Auseinandersetzungen um akzeptierbare und nicht akzeptierbare Konsumformen führen lassen.

Von Drogenmissbrauch kann beispielsweise gesprochen werden, wenn der Substanzkonsum:

- mit *erheblicher Selbst- u. Fremdgefährdung* verbunden ist;
- das *soziale Zusammenleben beeinträchtigt* (u. a. Kriminalität, Verletzung von Pflichten, erhebliche Störungen und Belästigungen anderer);
- die *physische und psychische Gesundheit* des Konsumenten und/oder der Personen, die in sein Handeln involviert sind, schädigt;
- zum *Verlust von Integrität* sowie von verantwortlicher Handlungs- und Entscheidungsfähigkeit in Konsumumständen führt, durch die die Würde des Konsumenten und die seiner sozialen Umgebung verletzt werden.

Oft sind es die Konsumumstände

Bei der Handhabung dieser Kriterien wird wichtig, dass es oft die situativen Umstände sind, durch die ein Drogengebrauch zu einem Drogenmissbrauch wird. Dies wird beispielsweise an dem Kriterium *„Verlust von Integrität sowie von verantwortlicher Handlungs- und Entscheidungsfähigkeit"* deutlich: Unbestreitbar werden psycho-aktive Substanzen auch genutzt, um das Bewusstsein auszuschalten, sich zumindest zeitweilig von Fähigkeiten des Denkens und der Rationalität zu entlasten und sich „um den Verstand zu bringen". Zweifellos wird mit einer bestimmten Form des Konsums psycho-aktiver Substanzen die verantwortliche Handlungs- und Entscheidungsfähigkeit eingeschränkt[26]. Dies steht der Integrität und der Würde des Einzelnen und seiner soziale Umgebung

> ***„Würde ist etwas, was man nicht mit Alkohol konservieren kann!"***

[26] Es sollte nicht übersehen werden, dass eine Reihe menschlicher Handlungen „vernünftigen" Handlungsstilen widersprechen (z. B. Sexualität, Genuss, Essen) – der Umgang mit psycho-aktiven Substanzen ist nur eine von vielen derartigen Lebensäußerungen. Für diese festzulegen, dass sie der menschlichen Natur widersprechen würden und deshalb gezügelt, besser aber aus dem Leben des kultivierten und zivilisierten Menschen getilgt werden müssten, zeugt nicht allein von einem fehlenden Realitätsbezug, sondern ist geradezu menschenverachtend. Die Auseinandersetzungen um den sexuellen Missbrauch von Kindern und Jugendlichen durch katholische Pater, die dem Zölibat verpflichtet sind, verweist auf die tragischen Konsequenzen, die das Durchsetzen eines asketischen Ansinnens (hier in Bezug auf das Ausleben von Sexualität) haben kann.

jedoch nicht entgegen, wenn dafür höchst intime Rahmenbedingungen gewählt werden – in umsichtiger Weise bedacht und inszeniert verdienen diese Konsumformen durchaus eine Bewertung als Drogengebrauch. Dagegen sind Formen der öffentlichen Inszenierung und Darstellung entgrenzender Konsumeffekte in der Regel nicht geeignet, die Würde und Integrität des Konsumenten selbst zu wahren und die seines sozialen Umfeldes zu respektieren. Eingeordnet in unpassende Konsumsituationen müssen diese als Drogenmissbrauch gewertet werden.

Fragen nach den sozialen Umständen des Konsums stellen
Ohne Zweifel haben die situativen Umstände des Drogenkonsums einen besonderen Einfluss darauf, ob ein Konsum als Drogengebrauch akzeptierbar ist oder als Drogenmissbrauch problematisiert und abgelehnt werden muss. Deshalb sollten die Aspekte einer Konsumsituation auch ausdrücklich nach ihrem Beitrag zu einem problematischen Konsum befragt werden.
Von einem Drogenmissbrauch ist beispielweise zu sprechen bei einem Konsum:

- durch Personen in einem ungeeigneten physischen u. psychischen Zustand (z. B. Schwangerschaft, prädisponierte Personen),
- zur ungeeigneten Zeit,
- am ungeeigneten Ort (z. B. Leistungsbereiche wie Arbeit, Straßenverkehr, Kinderbetreuung),
- in ungeeigneter Menge (allgemein oder in einer bestimmten Zeiteinheit),
- in ungeeigneter Form (ungenügende Qualität, ungeeignete Konzentration, ungeeignete Applikationsart).

Merkenswert: Im alltäglichen Leben der Menschen besteht immer auch die Notwendigkeit, sich mit Grenzziehungen zwischen Drogengebrauch und Drogenmissbrauch auseinandersetzen zu müssen. Oft ist den Konsumierenden als auch den Personen, die einer Konsumsituation beiwohnen, unklar, was genau als Drogengebrauch akzeptiert werden kann und was als Drogenmissbrauch problematisiert werden muss. Erschwerend kommt hinzu, dass der Drogenkonsum ein sehr komplexes Handeln ist, das zudem in sozialen Bezügen stattfindet, die sich ständig ändern und in ihren konkreten Konstellationen variieren. Deshalb kann es in der Regel nur wenige allgemeingültig Aussagen geben, wie sich Gebrauch und Missbrauch generell unterscheiden lassen (z. B. das Abstinenzgebot in hochsensiblen Leistungsbereichen).

In der Praxis geht es darum, mit allen Beteiligten einen Konsens zu erarbeiten, welche Kriterien unter welchen Konsumbedingungen zu einer Problematisierung des Drogenkonsums herangezogen werden. Diese können sich nicht allein auf das Einverleiben einer psycho-aktiven Substanz (Menge, Art der Applikation, gewählte Substanz) beschränken – ein Herangehen, das der Kurzsichtigkeit eines substanzfixierten Denkens entsprechen würde. In die Betrachtung müssen vielmehr auch die situativen Umstände des Konsums einbezogen werden. Erst so wird nachvollziehbar, warum in einer bestimmten Situation ein Konsum als Gebrauch akzeptiert wird, während der gleiche Konsumakt in einer anderen Situation als Drogenmissbrauch problematisiert wird.

5.6 Resümee: Definitionen des Drogenmissbrauchs und deren Konsequenzen

Der Begriff „Drogenmissbrauch" wird nötig, um auf Konsumformen psycho-aktiver Substanzen hinzuweisen, die Probleme hervorbringen. Wie die Begriffe Drogengebrauch, Drogengenuss und Abhängigkeit gehört er damit zu den Kategorien, mit denen der eher abstrakte Begriff „Drogenkonsum" konkretisiert und differenziert werden kann.

Jeder versteht Missbrauch anders

Eine nähere Beschäftigung mit dem Begriff „Drogenmissbrauch" verdeutlicht, dass auch dieser eine Abstraktion ist. Unterschiedliche Wissenschaften und Praxisfelder geben je nach Fragestellung und Theoriebezug auch unterschiedliche Betrachtungen vor, was unter Drogenmissbrauch verstanden werden soll. Die Eignung dieser Definitionen richtet sich danach, wieweit es gelingt, passend zu den Zuständigkeiten der jeweiligen Disziplinen und Berufsfeldern die Zusammenhänge anzusprechen, die tatsächlich würdig sind, problematisiert zu werden. Für die Einsichtigkeit und Akzeptanz des Begriffs „Drogenmissbrauch" ist es eher kontraproduktiv, wenn damit Vorstellungen von naturgegebenen Abbauprozessen suggeriert werden oder für die Definition eines Missbrauchs Grenzen gesetzt werden, die letztlich auf das völlige Abstellen jeglichen Konsums hinauslaufen.

> ***„Die wahre Philosophie, meine ich, besteht darin, den Missbrauch zu verdammen, ohne den Gebrauch zu untersagen. Man muss alles entbehren können, aber auf nichts verzichten."***
> *Friedrich der Große (1712-1786)*

Für Berufsfelder, die mit der alltäglichen Praxis der Menschen und damit auch mit dem Konsum psycho-aktiver Substanzen konfrontiert sind, wird eine Definition nötig, die einer Reihe Anforderungen genügen muss.
Sie soll:

- Aushandlungsprozesse um die Angemessenheit und Akzeptanz bestimmter Formen des Substanzkonsums fördern;
- zu einer sachgerechten Problematisierung konkreter Formen des Substanzkonsums beitragen;
- Anleitung zur Reflexion des eigenen Substanzkonsums geben;
- das Erkennen von Hilfebedarf bei der Bewältigung konsumbedingter Problemen unterstützen und
- das Anbieten passender Hilfen vereinfachen.

Diese Anforderungen können bereits vorliegende Definitionsangebote nicht unbedingt für alle Arbeitsfelder der sozialen Praxis gleichermaßen gut erfüllen. In einigen Bereichen (z. B. Jugendarbeit) ist bereits der Prozess des Aushandelns einer passenden Grenzziehung zwischen Drogengebrauch und Drogenmissbrauch ein nicht nur notwendiges, sondern auch produktives Herangehen, zu einer sachgerechten und akzeptierbaren Lösung zu kommen. In diesem Sinne ist der Weg (Das Aushandeln von Regeln durch Auseinandersetzen und Abwägen) ein schon erstrebenswertes Ziel, während eine starre Festlegung und Durchsetzung dogmatisch festgelegter Grenzen in der Regel eher kontraproduktive Wirkungen hat.

5.7 Nach- und Weiterlesenswert

Barsch, G. (2005): Was ist dran am Binge Drinking? Ein Konzept und seine Hintergründe. In: Dollinger, B., Schneider, W. (2005)(Hrsg.): Sucht als Prozess – Sozialwissenschaftliche Perspektiven für Forschung und Praxis, Berlin, S. 239-266

Clapp, J.D., et al. (2000): Deconstructing contexts of binge drinking among college students. In: American Journal of Drug and Alcohol Abuse, (2000)26, S. 139-154.

Dilling, H., Mombour, W., Schmidt, M. (2005)(Hrsg.): Internationale Klassifikation psychischer Störungen. ICD-10, Kapitel V (F) Klinisch-diagnostische Leitlinien, Bern

Grattan, K. E., Vogel-Sprott, M. (2001): Neurobiological, behavioural, and environmental relations to drinking - maintaining intentional control of behaviour under alcohol. In: Alcoholism: Clinical & Experimental Research, 2001, 25(2), 192-197.

Klingemann, H. (2004): Forschungs- und Diskussionsstand zum Kontrollierten Trinken in der Schweiz und ausgewählten Nachbarstaaten. In: Projekt im Auftrag des Bundesamtes für Gesundheit und in Zusammenarbeit mit der Eidgenössischen Kommission für Alkoholfragen (EKA): Literatur und Expertenbericht zum Modul A der dreiteiligen wissenschaftlichen Studie „Kontrolliertes Trinken: Bestandsaufnahme und Umfrage zur Akzeptanz und Praxisumsetzung als Behandlungsziel, Bern, S. 80-99. In: http://www.SozialeArbeit.bfh.ch/content/File/kt-arbeitsbericht-vom 26.06.2006

Körkel, J., Kruse, G., Schmalz, U. (2000): Alkoholabhängigkeit erkennen und behandeln, Bonn

6 Abhängigkeit: Drogenkonsum mit extremen Folgen

6.1 Sucht/Abhängigkeit: Die historische Entwicklung eines kulturellen Konstrukts

Der Begriff „Sucht“ ist schon sehr alt. Weit vor dem 16. Jahrhundert lassen sich bereits Hinweise finden, dass dieser Begriff benutzt wurde, um normabweichendem Handeln einen Namen zu geben. Was genau unter „Sucht“ verstanden werden soll, wie dieses Phänomen zu deuten ist und in welcher Weise die Gesellschaft darauf reagiert bzw. damit umgeht, hat sich immer wieder geändert. Immer schon floss in diese Vorstellungen der jeweilige Zeitgeist ein, so dass sich darin auch die allgemeinen Sorgen und Nöte der Menschen und die für richtig gehaltenen Umgangsweisen mit den Störenfrieden der jeweiligen Zeit wiederfinden lassen. Bis heute unterscheiden sich in Regionen und unterschiedlichen Kulturen die Vorstellungen dazu, wer und was als süchtig bezeichnet wird und wie in einem solchen Fall zu verfahren sei.

6.1.1 Das Verständnis von „Sucht“ bis zum frühen Mittelalter

Bis zum frühen Mittelalter verweist der gotische Ursprung „siukan“ für krank und „suhts“, „sòtt“, „suht“, „secht“ für Krankheit darauf, dass dieser Begriff ursprünglich für Krankheiten genutzt wurde, deren Ursachen unerklärlich waren. Während bei äußeren Verletzungen oder Verwundungen nachvollziehbar war, warum jemand nicht mehr mit den normalen Maßstäben gemessen werden konnte, war bei anderen Auffälligkeiten und Störungen unklar, warum sich Menschen „anders/abnorm/störend“ verhielten.

Dämonen als Ursache von Krankheit

Vor dem Hintergrund der zu dieser Zeit herrschenden Vorstellungen vom dämonischen Wesen der Krankheit schienen viele sittliche, seelische bzw. geistige Absonderlichkeiten wie „angehext“ – als seien sie „als böser Geist in den Körper gefahren und müssten nun wieder ausgetrieben werden.“ Bis heute auffindbare Exorzismen in Form schamanischer Heilungsrituale oder klerikaler Behandlungsformen können als Überbleibsel dieser Ideen verstanden werden.

Unsere Ahnen in rausch-freudiger Kultur

Für den Umgang mit drogenbedingten Problemen wurde jedoch wichtig, dass man in dieser Zeit dem Rausch und dem Sich-in-den-Rausch-Versetzen eher positiv begegnete und deshalb die dafür benutzten Pflanzen als „Gute Kreaturen“ verehrte. Dem durch sie ermöglichten Rausch sprach man nicht nur heilende Wirkungen zu. Über den Rausch schien es zugleich möglich, sich den Göttern zu nähern, zu Ahnen Kontakt aufzunehmen und auf diese Weise Antworten auf zentrale Fragen des Lebens zu erhalten. Die meisten frühen Kulturen der Menschheit können nicht nur als offen für Rausch und Ekstase, sondern als ausgesprochen rauschfreudig bezeichnet werden. In vielen gemeinschaftlich inszenierten Ritualen ging es ganz ausdrücklich darum, sich in der Regel unter Anleitung eines entsprechenden Meisters gemeinschaftlich zu berauschen. Welche psycho-aktiven Substanzen dazu benutzt wurden, war in der Regel davon abhängig, was die Natur vor Ort anbot und für welche Stoffe sich ein kultureller Gebrauch etablieren konnte.

Wer sich allerdings über die Gebote der rauschfreudigen Ordnung hinwegsetzte und sich auf eigene Faust und in dafür nicht zugelassenen Zeiten und Orten berauschte, verstieß gegen die moralischen Gebote dieser Zeit. Krankheit und damit Sucht wurden in der Regel nicht mit dem Konsum psycho-aktiver Substanzen in Verbindung gebracht. Der wie auch immer störende Konsument psycho-aktiver Substanzen galt als Sünder und als solcher wurde er in die Obhut der Instanzen verwiesen, die für moralische Verfehlungen zuständig waren: Kirchen, Priester, Schamanen. Diese wiederum versuchten, durch moralische Interventionen wie zusätzliches Beichten, Gebeten und Büßen den Sünder wieder auf den Pfad der Tugend zu bringen. In anderen Zeiten und Kulturen wurden auch magische Rituale zelebriert, zu denen sich manchmal der Heiler selbst in den Rausch versetzte, um den Dämon austreiben oder die verlorene Seele des Sünders finden und wieder zurückholen zu können.

Manches wirkt bis heute fort

Der Blick in die frühe Geschichte des Begriffs „Sucht“ lässt erkennen, dass sich aus den alten Vorstellungen einiges bis in die heutige Zeit erhalten hat. Schon früh galt „Sucht“ als ein Begriff, der auf Auffälligkeiten und Störungen hinwies, die von einzelnen Mitgliedern der Gemeinschaft ausgingen. Allerdings wurden in der damals rauschfreudigen Kultur Trunkenheit und Rausch selten als Störungen empfunden, wenn sie sich auf die dafür vorgesehenen Orte und die dazu vorgesehenen Zeiten und Rituale beschränkten. Diejenigen, die „über die Stränge schlugen“, verstießen gegen die damaligen moralischen Gebote und wurden angehalten, die „Normalität“ zu respektieren. Auch dies ist in seinen Grundzügen bis heute erhalten geblieben.

Der Unterschied ist allerdings, dass die akzeptierten Situationen heute weit strenger reglementiert und stark limitiert sind und die Akzeptanz von Rausch und Ekstase höchstens punktuell und keinesfalls von der gesamten Gesellschaft geteilt wird.
Heute gibt es für diejenigen, die den erwarteten moralischen, aber nicht immer in Recht und Gesetz festgeschriebenen Regeln zu wider und damit moralisch verwerflich handeln, kaum noch eine zuständige Instanz, die das Recht zu Korrektur und Strafe hat. Nur noch in wenigen sozialen Bezügen werden die Kirchen als Institutionen gesehen, die über Ethik und Moral zu achten haben und sich mit einzelnen Sündern auseinandersetzen sollen. Und dennoch hat sich bis heute unter dem Dach der Kirchen eine Vielzahl von Hilfeangeboten etabliert, die sich um Menschen kümmern, die psychoaktive Substanzen problematisch konsumieren.

Merkenswert: Betrachtet man die heute von den Kirchen vorgehaltenen Angebote genauer, dann erinnern viele in kirchlichen Bezügen popularisierten Vorstellungen von Sucht immer noch an die alten Grundideen, nach denen „der Teufel Alkohol" (oder eine andere Substanz) in den Einzelnen hineingefahren sei und Macht über ihn erworben habe. Deshalb muss dieser von den Betroffenen immer wieder beim Namen genannt werden (z. B. „Ich bin Alkoholiker") und sind – ähnlich wie bei Exorzismen – Ausfahrworte zu wählen (z. B. „Ich kapituliere vor dem Alkohol"), um schließlich mit Hilfe der Gemeinschaft (z. B. der Selbsthilfegruppe) vom Herrschaftsbereich des Bösen (der Sucht) in den Herrschaftsbereich des Guten zu gelangen.

Guttempler, Anonyme Alkoholiker, Blaues Kreuz (Evangelische Kirche) und Kreuzbund (Caritas) setzen deshalb in der Regel ein deutliches Bekenntnis zu den Glaubenssätzen der jeweiligen Angebote für problematisch Konsumierende voraus, ehe Hilfesuchende davon profitieren können. Darüber hinaus haben einige der zelebrierten Methoden noch immer die Anmutung magischer Rituale, die – und das verbindet wiederum mit Vorzeiten – für einige Menschen durchaus zu einer Erfahrung und Unterstützung werden, mit denen sie es schaffen, erhebliche Selbstheilungskräfte zu entwickeln. Deshalb sollten solche Angebote auch weiterhin einen Platz haben, allerdings ohne Chance, derartige Glaubenssätze als Doktrin zu popularisieren.

6.1.2 Das Verständnis von „Sucht“ in Mittelalter und früher Neuzeit

Durch Kulturwandel zur Endzeitstimmung

Ab dem 16. Jahrhundert werden die Wortursprünge von „Sucht“ durch Seuche und Siechtum überschrieben. Es ist das Zeitalter von Pocken, Pest und anderer Seuchen, durch die ganze Landstriche entvölkert wurden. Zu schaffen machte den Menschen aber auch die Kleine Eiszeit, in der durch kalte und nasse Sommer nicht mehr ausreichend Nahrungsmittel erzeugt wurden und in der eine hungrige Bevölkerung durch lange und kalte Winter dahinsiechte. Jahrzehntelange Kriege mit erbarmungslosem Morden, Raub und Zerstörung schufen zudem ein Lebensgefühl, all diesen Zusammenhängen wehrlos ausgeliefert zu sein und nicht verstehen zu können, warum den Menschen all das Leid aufgebürdet werde. Diese apokalyptische Stimmung festigte den Glauben, gottgewollt für Fehlhandeln bestraft zu werden.
Mit der Christianisierung ist in der Kultur auch die Rauschfreude längst beseitigt. Psycho-aktiven Pflanzen, die lange als Mittel für Rausch und Ekstase verwendet wurden (u. a. Bilsenkraut, Stechapfel, Tollkirsche, Zauberpilze) sind nun als Hexenkräuter verpönt. Ihr Gebrauch gilt als Hinweis auf Hexerei und steht damit unter Drohung von Folter und Tod. Auch das Trinken von Alkohol wird nunmehr durch Schankordnungen streng limitiert, Unmäßigkeit zu einem kriminellen Delikt deklariert und unter Strafe gestellt.

Mit Zucht und Ordnung gegen Sucht

In dieser Zeit erfährt auch der Suchtbegriff eine Wandlung. Er wird weiterhin als Sammelbegriff für bestimmte, weiterhin nicht erklärbare Krankheitsgruppen verwendet (z. B. Schwindsucht, Fallsucht, Tobsucht). In einer Zeit, in der den Menschen ganz neue Forderungen in Bezug auf die Selbstkontrolle ihrer Affekten gestellt und mehr Selbstdisziplin abverlangt werden, lädt sich der Begriff „Sucht“ jedoch auch mit neuen Inhalten auf: Mit ihm werden nun auch Handlungsstile benannt, die auf einen übersteigerten, ausschweifenden Trieb deuten. Angesprochen waren damit Handlungen, die durchaus vertraut und von vielen Menschen praktiziert, aber bei den jeweils zur Rede stehenden Personen als übersteigert verurteilt wurden (z. B. Eifersucht, Rachsucht, Verschwendungssucht, Ruhmessucht). Die durch Pest und Seuchen geprägte Erlebenswelt dieser Zeit legte zudem nahe, auf die Schwere, Tücke oder das epidemische Ausmaß einer Krankheit/eines Phänomens mit dem Zusatz „Pest“ hinzuweisen (z. B. die „Branntweinpest“ in den deutschen Landen, die Gin-Epidemie in England).

In der komplizierter werdenden Welt des Mittelalters waren Rausch und entsprechend ausgerichtete Gelage dysfunktional und mussten weitgehend limitiert und abgeschafft werden[27].

In einem solchen sozialen Klima wandelte sich das Urteil über diejenigen, die mit ihrem übermäßigen Konsum die Gemeinschaft störten. Von höchsten kirchlichen Autoritäten wurde nun gefordert, die „guten" Mitglieder der Gemeinschaft vor den „Unsittlichen" zu schützen, durch Verbote und Strafen die Schäden der Trunkenheit zu begrenzen und dabei auch von weltlichen Autoritäten unterstützt zu werden (u. a. Luther, Hauptpredigt vom 18.05.1539). Trunkenbolde verstießen jetzt nicht allein gegen moralische Gebote, sondern auch gegen die eigens geschaffenen Gesetze und Regeln, mit denen Mäßigkeit durchgesetzt werden sollte. Nunmehr zu Kriminellen deklariert, gehörten „Säufer" in die Zuständigkeit von Polizei und Justiz und wurden als Rechtsbrecher bestraft.

Merkenswert: In Mittelalter und früher Neuzeit erfährt der Begriff „Sucht" eine neue Auslegung: Er wird, wie auch heute noch, für Handlungen gebraucht, die im Grunde aus dem Alltag vertraut sind, allerdings von den Betroffenen in einer übersteigerten und störenden Form ausgelebt werden. In dieser Zeit etabliert sich zugleich die gesellschaftliche Strategie, mit Mitteln von Gesetzgebung, polizeilicher Kontrolle und juristischer Strafverfolgung „Süchtige" zu bewegen, ihren als ausschweifend beurteilten Konsum psycho-aktiver Substanzen unter Kontrolle zu bringen und sich in die geltenden Standards einzufügen. Derartige Strategien haben die Zeit überdauert: Mit Verweis auf den drogenpolitischen Ansatz der „Repression" wird bis heute an Ideen festgehalten, mit Polizei und Justiz festgelegte Normen zum Konsum psycho-aktiver Substanzen durchzusetzen.

---

27 *„Wortgewaltig zog Martin Luther gegen den ‚Saufteufel' zu Felde, den er als die typisch deutsche Inkarnation des Satans verdammte. Mäßigkeitsorden wurden gestiftet, weltliche und geistliche Obrigkeiten schritten gegen das ‚teuflisch, verdammlich, ja unmenschlich, viehisch und säuisch, fährlich und schädlich Laster des Zutrinkens' ein, wie sich der Pfarrherr Matthäus Friderich ausdrückte." (Spode 1994)*

6.1.3 Das Verständnis von Sucht in Neuzeit und Gegenwart

Ab dem 19. Jahrhundert verändern sich die Vorstellungen über den exzessiven Konsum psycho-aktiver Substanzen ein weiteres Mal. Insbesondere von Medizinern wird nun argumentiert, dass der jeweils von Sucht Befallene auf der Suche nach unerfüllbaren Wünschen sei; dass es sich um übersteigerte/krankhafte Bedürfnisse handle, dass der Suchtkranke quasi hilflos seinen Trieben ausgeliefert sei; dass er in diesem Sinne als Kranker verstanden werden müsse und dass er deshalb nicht ins Gefängnis, sondern in eine medizinische Behandlung gehöre. Vor diesem Hintergrund entwickelte sich „Sucht“ zu einem Gattungsbegriff der Psychiatrie und verband sich, wie auch heute noch oft gedeutet, mit dem Wortsinn „Suche“.

Sucht wird Krankheit

Sucht wurde zunächst als „Giftsucht“ im Sinne einer „Hörigkeit“ gegenüber psycho-aktiven Substanzen und damit als eine gefühlsmäßige Bindung an den Konsum beschrieben. Diese schränke den Willen des Betroffenen stark ein, weshalb der Suchtkranke seine persönliche Freiheit und menschliche Würde aufgebe. Diese besondere Form von Hörigkeit und Unfreiheit wurde mit Blick auf die jeweils zur Rede stehenden Substanzen spezifiziert, so dass man schon bald eine Vielzahl von Süchten unterschied: Den Ausgangspunkt bildete in der zweiten Hälfte des 19. Jahrhunderts die Trunksucht (auch Alcoholismus Chronicus); 1836 wurde die Opiumsucht (Hufeland); 1873 die Morphiumsucht beschrieben (Levinstein); Freuds Arbeiten zur Cocainsucht (ab 1884) sind vielen bekannt; später kamen u. a. Heroin-, Veronalsucht hinzu und mit Nikotin- und Kaffeesucht ist der bis heute anhaltende Prozess der Beschreibung stoffgebundener Süchte längst nicht abgeschlossen.

Zur Sucht wird alles

Die Umdeutung von „Sucht“ in eine Krankheit fällt in das Zeitalter des aufstrebenden Kapitalismus mit industrieller Massenproduktion und auf Massenkonsum basierenden ökonomischen Strukturen, die zudem ein Zusammenführen großer Menschenmassen in Städten und Fabrikanlagen bewirkten. Unter diesen Bedingungen war es ein Gebot der neuen Ordnung, jeden Einzelnen in die Massen widerspruchslos einzutakten. Dazu war jedes Gesellschaftsmitglied in seinen Freiheiten einzuschränken durch die Forderung, alle Lebensäußerungen auf das vorgegebene Gleichmaß zu bringen und individuelle Impulse und eigene Bedürfnisse für das Funktionieren im Gesamtsystem zurückzustellen. So sehr in der kapitalistischen Gesellschaft auch ein schneller und massenhafter Konsum ins Positive gewendet wird, so sehr wird diese Gesellschaft in ihrem Erhalt und Funktionieren durch unangepasstes, exzessives und unkontrolliertes Handeln z. B. durch das Konsumieren psycho-aktiver Substanzen in Frage gestellt. Sie ist darauf angewiesen, dass jedes Gesellschaftsmitglied in all seinen Lebensbereichen kontrolliert und autonom handelt: Gefürchtet ist ein Verlust von Kontrolle – der Selbstkontrolle als auch der Kontrolle durch andere. Wenn ein Handeln problematische Formen annimmt, muss umgehend wieder die gewohnte kontrollierte Ordnung hergestellt werden. Bis heute bietet sich an, beunruhigende oder bedrohliche Handlungsstile als „Suchtkrankheit" zu deklarieren und ein therapeutisches Hilfesystem mit der Besserung oder zumindest Änderung der Störenfriede zu beauftragen. Zumindest verweist ein Blick auf die ständig länger werdende Zahl sogenannter „stoffungebundener Süchte" darauf, dass mit dem Begriff „Sucht" ein Sammelbegriff entstanden ist, der für störendes Handeln aller Art benutzt werden kann. In diesem Verständnis lassen sich Ausführungen lesen, mit denen z. B. Spiel-, Fress-, Liebes-, Arbeits-, Internet-, Computersucht beschrieben werden. Gerade bei den letztgenannten Süchten wird nachvollziehbar, dass es kein Zufall ist, in welcher Zeit welche Süchte ge-/erfunden und in die öffentliche Aufmerksamkeit gerückt werden.

Merkenswert: Mit der Deutung von Sucht als Krankheit verbindet sich die Vorstellung, dass es vornehmlich individuelle Defizite seien, die dazu führen, dass ein Mitglied der Gesellschaft permanent gegen die Erwartungen an Anpassung und Wohlverhalten verstößt und bereit ist, sich selbst und andere in erheblichem Maße zu schädigen. Aus diesen Betrachtungen können gesellschaftliche Ursachen für ein solches Handeln weitgehend ausgeklammert bleiben. Vielmehr wurde und wird immer wieder versucht, die Anschlussstellen an das gegenwärtig dominierende biomedizinische Krankheitsverständnis auch für das Erklärungsmodell „Suchtkrankheit" herzustellen. Bis heute hält die Suche nach Stoffwechselstörungen, Allergien, Persönlichkeitsmerkmalen und neuerdings nach Genen, neuronalen Strukturen oder Hirnarealen an, die für das störende Handeln der Menschen ursächlich verantwortlich gemacht werden sollen.

Der Süchtige: Opfer der Droge und quasi entmündigt

Diese biochemischen und physiologischen Erklärungen kommen den Betroffenen entgegen: Sie liefern Verweise darauf, dass Sucht eine Krankheit sei, die jeden schicksalhaft treffen könne, wobei nicht vorhersagbar sei, wer jemals betroffen sein kann. Auch die aus anderen Krankheitsbildern bekannte Vorstellung, die Krankheit würde sich in verschiedenen Phasen entwickeln und gesetzmäßig/naturwüchsig ihren Lauf nehmen (Drogenkarriere) und in der Folge dafür sorgen, dass der Kranke die Kontrolle über sich verliere, willenlos werde und der Droge schließlich vollständig ausgeliefert sei – all diese Argumente entlasten den Einzelnen von Vorwürfen und Verweisen auf eigenes Zutun zu seiner Situation. Vor dem Hintergrund eines solchen Krankheitsmodells können exzessive Konsumenten ohne nennenswerten Widerstand eine Opferposition für sich reklamieren: Indem sie sich zu ihrer „Suchtkrankheit" bekennen, wird ihnen die Verantwortung für die Folgen ihres Tuns abgenommen. Diese Erklärungsmodelle lassen das Gesamtgeschehen als etwas erscheinen, das ohne eigenes Zutun zustande komme, als eine Entwicklung, der jemand schicksalhaft ausgeliefert sei, die zudem Automatismen enthielte, für die es kaum Chancen des Entrinnens gäbe und die alle Nicht-Betroffenen als diejenigen erscheinen lassen, die es einem Glücksumstand verdanken, nicht in Sucht verfangen zu sein. Allerdings werden mit „Sucht" der Abbau von Zurechnungsfähigkeit, moralischen Werten, Verantwortungsgefühl u. a. Charaktereigenschaften zu wesentlichen Merkmalen der Erkrankung erklärt. Das wirkt zwar wiederum entschuldigend, führt aber auch dazu, dass unbesehen davon ausgegangen wird, dass diese fundamentalen Persönlichkeitsmerkmale nicht vorhanden seien, wodurch sich eine quasi entmündigende Therapie rechtfertigt.

6.1.4 Das Verständnis von Sucht in der Zukunft

Dem Krankheitsmodell „Sucht" ist seit Ende der 80er Jahre eine Vielzahl an Einwänden entgegen gehalten worden. Diese resultieren aus Einblicken, die insbesondere mit Etablierung neuer niedrigschwelliger Hilfe- und Unterstützungsangebote der Drogenarbeit und Suchtkrankenhilfe möglich wurden.

Nicht süchtig, sondern kompulsiv

In der unmittelbaren Lebenspraxis schält sich immer mehr heraus, dass es weder die modellhaft formulierten automatischen Entwicklungsverläufe der „Suchtkrankheit" gibt, noch die pauschal angenommene Unfähigkeit problematisch Konsumierender, Kontrolle über ihr Leben ausüben und selbstbestimmt und autonom handeln zu können. Beobachtbar ist stattdessen, dass eine gewisse Fixierung auf den Konsum bestimmter psycho-aktiver Substanzen fast immer mit einer, wenn auch oft nichtalltäglichen/ungewöhnlichen Alltagsbewältigung in anderen Bereichen des Lebens einher geht. Zudem lassen sich selbst bei höchst intensiven Konsumformen durchaus Strategien ausmachen, mit denen der Konsument eine gewisse Art der Kontrolle über seinen Konsum ausübt. Um diesen Sachstand auch begrifflich deutlich zu machen, wurde die Bezeichnung *„kompulsiver Drogenkonsum“* eingeführt (vgl. Weber, Schneider 1992). Im Gegensatz zu Vorstellungen von einem „Süchtigen“, der völlig von der Droge in Besitz genommen und aus der Kontrolle geraten sei, signalisiert der Begriff „kompulsiver Konsum“, dass der Drogenkonsum exzessiv ist und zwanghafte, d. h. wenig kontrollierte Züge trägt. Trotz Unmäßigkeit und Zwanghaftigkeit darf jedoch nicht übersehen werden, dass diese Muster nicht für den ganzen Menschen, sondern nur für den Konsum gelten. Zu prüfen ist deshalb, welche anderen Lebensmuster in welcher Weise von einem kompulsiven Konsum tangiert oder sogar geprägt werden. Herausgestellt wird zugleich, dass Drogenkonsum selbst in seiner problematischen kompulsiven Form für den Konsumenten nicht irrational ist, sondern einem subjektiven Sinn- und Zweck folgt, der von Außenstehenden jedoch oft nur sehr schwer oder gar nicht nachvollzogen sein kann (vgl. Degkwitz 1999, S. 56 ff).

Heute ist zudem unbestritten, dass es keine pharmakologischen Effekte gibt, die brachial und unentrinnbar die Freiheitsgrade in den Entscheidungen der Konsumenten beeinflussen bzw. einschränken. Ein Fächer aus biologischen, intrapersonalen, interpersonellen und sozialen Faktoren schafft vielmehr immer wieder auch Spielräume für individuelle Entscheidungen, die von den Konsumenten jeweils unterschiedlich wahrgenommen werden und insofern auch individuell zu verantworten sind.

Fragen an das klassische Krankheitsmodell „Sucht“

Vor diesem Hintergrund stellen sich immer drängender Fragen, die unmittelbar an den Grundfesten des Krankheitsmodells „Sucht“ rütteln:

- Gibt es überhaupt ein einheitliches Krankheitsbild „Sucht“ und hat dieses tatsächlich den linearen Verlauf, der dazu bisher konstruiert wurde?
- Ist Sucht ein Phänomen, das in der Tat am Besten und Sinnvollsten nach medizinischen Mustern zu behandeln ist?
- Ist es richtig, Menschen mit erheblichen Problemen beim Konsum von Drogen als komplexe Störungsbündel wahrzunehmen (versus

ressourcenorientiertes Arbeiten) und prinzipiell als behandlungsbedürftig zu erklären?

- Darf allen Drogenkonsumenten pauschal die Entscheidungsfähigkeit und Verantwortung für ihr Tun in den verschiedenen Bereichen ihres Lebens abgesprochen werden?

Konsequent zu Ende gedacht wird gefordert, vom Krankheitsmodell abzurücken und grundsätzlich davon auszugehen, dass ein Drogenkonsumenten ein *„... Subjekt (ist – G. B.), dessen Umgang mit Drogen selbstbestimmt und innerhalb seines individuellen Rahmens als sinnvoll definiert und vorausgesetzt wird." (Herwig-Lempp 1994, S. 14 ff)*

Von der Sucht zur substanzbezogenen Störung

„Suchtkrank" in der Kritik

An diesen Gedanken anknüpfend bietet sich an, bei kompulsivem Drogenkonsum eher von einer *substanzbezogenen Störung* zu sprechen. Diese Vorgehensweise signalisiert zunächst, dass ein kompulsiver Substanzkonsum durchaus ein problematischer Umgang des Konsumenten mit einer psycho-aktiven Substanz ist. Dieser entsteht in einem Prozess, der keineswegs naturgegebenen Routinen folgt, sondern Besonderheiten hat, die für sein Verständnis von zentraler Bedeutung sind:

- Diese Entwicklung kann unstet und umkehrbar sein oder auf einem bestimmten Stand sistieren, so dass das Muster eines totalen Zusammenbruchs aller physischen, psychischen und sozialen Lebensbezüge nie eintritt.
- Sie wird durch vielfältige Faktoren (biologische, innerpersönliche und äußere Faktoren, z. B. soziokulturelle, ökonomische) beeinflusst und entwickelt sich nicht mit Automatismen.
- Sie kann eine Eigendynamik entwickeln, die außer von Substanzeigenschaften auch von sozialen Bedingungen (z. B. Konsumritualen, Ausgrenzung von Konsumierenden) sowie von Angebotsstrukturen (nicht nur von Substanzen, sondern auch von sinnhaft erlebten alternativen Lebensbezügen) abhängt.
- Diese Entwicklung beinhaltet immer wieder individuelle und individuell verantwortete Entscheidungen, so dass dem Konsumenten a priori Verantwortung zugestanden und zugesprochen werden muss. Dies auch mit der Folge, für sein Tun zur Rechenschaft gezogen zu werden.

Ob und wieweit sich aus einer substanzbezogenen Störung auch Störungen in anderen Bereichen des Lebens oder der Persönlichkeit ergeben, darf jedoch nicht unbesehen geschlussfolgert werden, sondern ist im Zuge der weiteren Auseinandersetzung mit dem Konsumenten sorgfältig zu prüfen[28].

Merkenswert: In den letzten Jahrzehnten haben sich immer mehr Kritikpunkte an der traditionellen Sicht herauskristallisiert, „Sucht“ als biosomatische und/oder psychiatrische Krankheit zu verstehen und nach medizinischen Prinzipien zu behandeln. Viele der damit verknüpften Grundannahmen halten einer wissenschaftlichen Prüfung nicht Stand: Sucht hat weder ein einheitliches Muster/Gesicht, noch finden sich naturgegebene eigendynamische Verläufe. Konsummuster tendieren auch nicht folgerichtig zu einer Verschlechterung der Konsum- und Lebenssituation der Konsumenten und nehmen auch nicht den Willen einer Person ohne mögliche Gegenwehr in Besitz. Die Wege in einen kompulsiven Drogenkonsum sind sehr individuell, wie es auch die Wege heraus aus einem problematischen Konsum sind.

Einigkeit besteht darin, dass mit dem Konsum psycho-aktiver Substanzen verbundene Probleme ein Ausmaß erreichen können, aus dem sich bestimmte Konsumenten kaum noch selbst befreien können. Insofern können sich mit einem kompulsiven Drogenkonsum durchaus krankheitswertige Situationen entwickeln, d. h. Zustände, die es in ihrer Schwere, ihrer Bedrohlichkeit und mit dem dadurch empfundenen Leid durchaus mit schweren somatischen Erkrankungen aufnehmen können und wie diese einen Bedarf an Hilfe und Unterstützung hervorbringen.
Allerdings steht heute mehr als zuvor zur Diskussion, ob ein medizinisch-therapeutisches Hilfesystem mit seinen verfügbaren medizinischen Methoden (u. a. psycho-aktive Medikamente zur Behandlung eines problematischen Konsums psycho-aktiver Substanzen) und therapeutischen Ansätzen (u. a. psycho-, ergo-, musik-, sport-, kunst- u. a. therapeutische Behandlungen) tatsächlich geeignet ist, adäquate Hilfen anzubieten. Wenn zu den zentralen Verursachungen problematischen Konsums beispielsweise Erfah-

[28] Allerdings wird der Begriff „substanzbezogene Störung“ leider bis heute eher synonym zu den Begriffen „Sucht“ und „Abhängigkeit“ verwendet. Auf diese Weise erfolgt kaum eine Auseinandersetzung dazu, welche besonderen Ansätze und Denkweisen mit den einzelnen Begriffen angesprochen werden und welche Chancen der Begriff „substanzbezogene Störung“ für neues Denken hat.

rungen des Scheiterns, Ausgrenzung und die Verhinderung der Integration in wesentliche soziale Bezüge wie Bildung, Ausbildung und Erwerbsarbeit gehören, ist ein medizinisch-therapeutisches System mit seinen verfügbaren Methoden ganz offensichtlich überfordert.

So wie die Wege in die Abhängigkeit sehr unterschiedlich sind, sind auch die Wege aus der Abhängigkeit unterschiedlich. Das Hilfesystem der Zukunft muss deshalb flexibel und zieloffen auf den jeweils individuellen Bedarf reagieren können: Für den einen kann dazu die Unterstützung zu einer lebenslangen Abstinenz gehören, der andere profitiert jedoch weit mehr von Angeboten, die helfen, einen selbstkontrollierten Konsum praktizieren zu können; allen gemeinsam könnte sein, dass für ein sozial integriertes Leben vor allem die Chance für ein Finden von Sinn, Erfüllung und sozialer Integration gebraucht wird.

6.1.5 Wie „Sucht" durch die Jahrhunderte kam: Ein Resümee

Sucht als kulturelles Konstrukt verstehen

Ein Streifzug durch die Jahrhunderte verdeutlicht, dass Drogenkonsum und Sucht vor dem Hintergrund der kulturellen Verfasstheit der jeweiligen Gesellschaft gesehen und verstanden werden müssen. Schon eine Auseinandersetzung mit dem, was zu einer bestimmten Zeit als störend und problematisch verurteilt wurde, unterstreicht, dass damit keine überhistorischen und kulturunabhängigen Phänomene angesprochen werden.

Der lange Weg durch die Geschichte: Von der Moralisierung über eine Kriminalisierung und Therapeutisierung zur Normalisierung?
Für die Art und Weise, wie mit bestimmten sozialen Problemen umgegangen wird, lässt sich zudem auch für „Sucht" ein typischer historischer Takt nachzeichnen: Dem aufmerksamen Blick in die Geschichte entgeht nicht, dass störendes soziales Handeln zunächst *moralisch bewertet* und durch die, für Moral zuständigen Instanzen der Gesellschaft auch so behandelt und möglichst unterbunden wird. In westlichen Kulturen ist es vor allem die Kirche, die moralische Verfehlungen anprangert und sich auch um die betroffenen Sünder kümmert. Insofern ist es kein Zufall, dass die ersten Hilfeangebote beispielsweise für problematische Trinker unter dem Dach der Kirche etabliert wurden.

Der moralischen Entdeckung eines Problems folgt in der Regel seine *Kriminalisierung*. Nunmehr wird das zur Rede stehende Handeln als kriminell gedeutet und damit an die Instanzen der strafrechtlichen Kontrolle verwiesen. Polizei und Justiz werden in dieser Zeit zu den Hauptakteuren, gerichtliche Strafen und Haftanstalten zu den Hauptmethoden, um das unerwünschte Handeln aus der Welt zu schaffen.
Der Kriminalsierung folgt in der Regel die *Therapeutisierung*. Dazu wird problematisches Handeln als Krankheit gedeutet und in die Zuständigkeit des medizinisch-therapeutischen Systems gegeben. Dieses agiert nunmehr eher mit sanftem Druck und nutzt therapeutische Methoden, um die Betroffenen zu bewegen, das als unnormal definierte Handeln abzustellen. Zwangstherapien und massive Einschränkungen in den Lebensbezügen, aber auch der Einsatz pharmakologischer und chirurgischer Methoden unterstreichen jedoch, dass mit einer solchen Problembehandlung nicht unbedingt weniger leidvolle Erfahrungen für die Betroffenen verbunden sind[29].

Durch Normalisierung zur Normalität

Die seit einigen Jahrzehnten aufkommende Kritik am Krankheitsmodell „Sucht“ und die sich mehrenden Verweise auf die „normalen“ Seiten des Drogenkonsums im Sinne von normal verstehbaren Aspekten erlösen Stück für Stück den Konsum psycho-aktiver Substanzen aus seiner Betrachtung als Sonderthema und exotische Enklave. Nachvollziehbare und verstehbare Erklärungen beginnen nunmehr, auch den Konsum psycho-aktiver Substanzen zu normalisieren. Das heißt, es werden zunehmend die Ähnlichkeiten des Zustandekommens eines Substanzkonsums mit anderen menschlichen Handlungen herausgestellt, bis dahin gültige Problematisierungen in Frage gestellt und die bisherigen sozialen Umgangsweisen mit den zur Rede stehenden Handlungen hinterfragt.

Mit einer Normalisierung deutet sich ein nächster Schritt im historischen Takt des Umgangs mit problematischem Handeln an: Vor dem Hintergrund

---

[29] Noch heute leben in Psychiatrien und Pflegeheimen Patienten, bei denen im Rahmen einer sogenannten Verhaltenschirurgie Hirnareale vernichtet wurden, die man in den 70er Jahren für süchtiges Verhalten verantwortlich machte. Diese Menschen sind heute nachhaltig in ihrer Emotionalität und ihren intellektuellen Leistungen eingeschränkt. Ähnlich leidvoll erleben heute auch viele Patienten ihre Behandlung mit Methadon, wenn sie substituiert werden und ihre mangelnde emotionale Schwingungsfähigkeit und beispielsweise ihre eingeschlafene Sexualität bedauern.

der konkreten kulturellen Bezüge einer Gesellschaft wird nochmals die gesamte Komplexität des Handelns in den Blick genommen und gefragt, wer mit welchem Aspekt ein Problem hat, was genau warum so störend ist, dass es weiterhin problematisiert werden muss und was unter sachlogischen Gesichtspunkten von der Kultur toleriert oder sogar akzeptiert werden kann. Ein solcher Normalisierungsprozess bietet die Chance, aus ehemals Kranken und Gestörten wieder Bürger werden zu lassen, die eine Besonderheit leben, die aber für das soziale Zusammenleben entweder ohne nennenswerte Relevanz ist oder für die Rahmenbedingungen geschaffen werden, die ein soziales Auffallen und Stören weitgehend verhindern.

Bemerkenswert: Mit diesem Prozess wird auch die Fragwürdigkeit der Begriffe „Suchtmittel“ oder „Suchtstoff“, mit denen psychoaktive Substanzen landläufig und unbedacht auch bezeichnet werden, überdeutlich. Diese Substanzen lösen weder unbesehen und automatisch Sucht aus, noch werden sie in der *Absicht* konsumiert, Sucht auszulösen[30]. Insofern werden mit diesen Begriffen Ideen transportiert, die durch die Erkenntnisse der modernen akzeptierenden Drogenforschung längst widerlegt sind.

Normalisierung schon oft gelungen

Von der Therapeutisierung und Medizinalisierung ist es oft ein langer Weg, bis über eine *Normalisierung* bestimmte Formen abweichenden Handelns von der Gesellschaft als „im Bereich des Normalen liegend“ toleriert und schließlich akzeptiert werden. Im Zuge einer Normalisierung werden diese

[30] *Cousto* verweist auf verbindliche Definitionen, durch die Arznei*stoffe* zu Arznei*mitteln* werden: Immer dann, wenn sie „dazu bestimmt sind, Krankheiten bei Mensch und Tier zu heilen, zu lindern, zu erkennen oder zu verhindern.“ Insofern wird ein Stoff durch seine konkrete Zweckbestimmung zum einem Mittel. Mit Bezug auf diese allgemein verbindliche Sprachregelung wird deutlich, dass schon die sprachliche Konstruktion des Begriffs „Suchtmittel“ nicht logisch ist, weil kein Konsument diese Substanzen nutzt, um süchtig zu werden. Ganz ähnlich stellt sich die Sachlage bei dem Begriff „Suchtstoff“ dar: Der Begriff „Wirkstoff“ verweist darauf, dass ein Stoff nach der Aufnahme im Organismus eine Wirkung entfaltet – hier „Sucht“. Mit dieser Aussage transportiert auch der Begriff „Suchtstoff“ die substanzfixierte Idee, nach der eine Substanz eigenständig die Effekte auszulösen im Stande sei, die mit Sucht verbunden werden. Auch dieser Begriff ist sachlich nicht zutreffend (Cousto 2010).

nicht mehr als störend empfunden und gelten damit auch nicht mehr als ein Tun, das strikt zu unterbinden ist.
Hinter sich gebracht haben solche Entwicklungen bereits der Umgang mit psychischen Störungen, psychiatrischen Erkrankungen und körperlichen Behinderungen, aber auch Lebensentwürfe wie die alleinerziehender Mütter und Väter, eheähnliche Lebensgemeinschaften, das Recht auf Ehescheidung, die Durchsetzung der Gleichberechtigung von Mann und Frau u. a. Besonders gut nachvollziehbar, weil in seiner Entwicklung jung und noch nicht überall abgeschlossen, ist diese Entwicklung beim sozialen Umgang mit Homosexualität. Im letzten Jahrhundert noch unter Strafe gestellt, später mit zum Teil drastischen Methoden (u. a. Elektroschocks) therapiert und bis heute von der Kirche als schwere Sünde verurteilt, ist es im 21. Jahrhundert möglich, dass selbst öffentliche Personen wie Politiker und Schauspieler offen zu ihrem sexuellen Leben stehen können, homosexuelle Paare wie heterosexuelle Paare behandelt werden und Stück für Stück die gleichen Rechte zu gesprochen erhalten – kurz: In vielen Bereichen ist Homosexualität heute kaum noch Grund genug, aus sozialen Bezügen ausgeschlossen zu werden.

Normalisierung des Drogenthemas – ein Gewinn

In Zusammenhang mit dem Konsum psycho-aktiver Substanzen deutet sich die Dringlichkeit einer Normalisierung seit langem an. Nicht allein, weil immer augenscheinlicher wird, dass die Mehrheit der Konsumenten diese Substanzen auf eine Weise gebraucht, die weder für sie selbst noch für ihr soziales Umfeld problematisch ist (u. a. Alkohol, Cannabis, Ecstasy, Kokain). Allerdings sorgen die prohibitiven Rahmenbedingungen dieses Konsums mit Strafverfolgung und Schwarzmarkt dafür, dass sich Probleme einstellen, die nicht durch den Konsum selbst verursacht werden, sondern durch die gegenwärtigen Möglichkeiten, diesem Handeln nachgehen und dabei eine entsprechende Mündigkeit entwickeln zu können. In diesem Sinne sind viele „Drogenprobleme“ nicht durch „Drogen“ verursacht, wie das weit verbreitete „ruheversprechende[31] Substanzparadigma“ suggeriert.

[31] Als „ruheversprechend“ titelte *Quensel* das Substanzparadigma deshalb, weil es suggeriert, dass sich die Aufmerksamkeit ausschließlich auf die Substanz und dabei insbesondere auf deren Verfügbarkeit richten müsse, um Drogenprobleme vermeiden zu können. In dieser Sichtweise werden alle anderen Bezüge, die am Zustandekommen eines problematischen Konsums psycho-aktiver Substanzen beteiligt sind, seien es individuelle, soziale, kulturelle, politische u. a. Einflussfaktoren ausgeblen-

Sie sind vorwiegend Drogenpolitikprobleme im Sinne von „verursacht durch Drogenpolitik“ und damit in ihrer Bewältigung weit anspruchsvoller.

Ent-stigmatisierung beginnen

Normalisierung ist jedoch auch für diejenigen ein Gewinn, die an der Herausforderung scheitern, psycho-aktive Substanzen unproblematisch zu konsumieren. Menschen mit einem problematischen Konsum werden nicht mehr unbesehen als „behandlungsbedürftig“ deklariert und mit stigmatisierenden Charaktermerkmalen versehen, die als „folgerichtig zur Krankheit dazugehörig“ dargestellt werden. Von derartigen Stigmata befreit, eröffnen sich neue Möglichkeiten, passende Hilfe und Unterstützung bei der Überwindung von Störungen und Auffälligkeiten zu erhalten. Dies kann für den einen ein angeleitetes Lernen sein, den Konsum zu kontrollieren und in die Bahnen eines Drogengebrauchs zu lenken. Für den anderen verbindet sich mit der Bewältigung der Drogenprobleme vor allem die Aufarbeitung von Erfahrungen des Scheiterns und des Ausschlusses aus sozialen Bezügen, weil für die Bewältigung der in anderen Lebensbereichen gestellten Anforderungen mehr als die durchschnittlich gewährte Zeit und Unterstützung durch ein schützendes Umfeld gebraucht wird. Wieder andere müssen für die Überwindung ihrer Drogenprobleme in der Tat psycho-therapeutische Hilfen in Anspruch nehmen und für noch eine andere Gruppe ist es hilfreich, den Versuch, sich mit dem Drogenkonsum selbst zu behandeln, durch eine ärztliche Behandlung zu ersetzen.

Eine durch Normalisierung angestoßene Entwicklung verspricht, dass durch den Wegfall von Strafen und Stigmata Hilfen eher gesucht und angenommen werden. Der dafür zu erbringende Preis ist, dass der Status eines Kranken, der Entschuldigung und Entlastung bietet, nicht unbesehen allen problematisch Konsumierenden zugesprochen wird. Vielmehr werden Autonomie und Handlungsfähigkeit zunächst als gegeben vorausgesetzt, während erst in einem weiteren Schritt sorgfältig zu prüfen ist, ob überhaupt, wann und unter welchen Bedingungen diese Grundvoraussetzung nicht gilt.

---

det. Dies macht das Nachdenken einfacher und weniger herausfordernd und verspricht insofern weit mehr „Ruhe“, als eine Sichtweise, die die Komplexität des Geschehens in den Blick nimmt und deshalb innovative Ideen mit weit komplexeren Zusammenhängen und weitreichenden Modernisierungsbestrebungen entwerfen muss.

6.2 Die Rede ist von „Abhängigkeit“ und alle können mitreden

Drogennaivität

Würde man die Probe machen und Kunden eines großen Einkaufszentrums befragen und dabei alle einbeziehen – Frauen und Männer, Alte, Junge und selbst Schulkinder mittleren Alters, möglichst alle Berufsstände mit Ausnahme derjenigen, die als Experten zu den Themen „Drogen“ und „Sucht“ arbeiten – so würde man die verblüffende Feststellung machen, dass alle zu wissen meinen, wovon bei „Sucht“ die Rede ist. Während bei anderen Themen, auch schon beim Thema „Drogen“ viele zugeben, dass sie nicht informiert sind bzw. davon nicht viel verstehen, stellt sich dies bei „Sucht“ anders dar. Hier begegnet man in der Regel höchst simplen, oberflächlichen Vorstellungen, die das Phänomen durch ein einfaches Kausalschema „Drogen erzeugen Sucht“ erklären und zu denen eine differenzierte Wahrnehmung und Erklärung kaum oder nur gegen Widerstand angenommen werden kann. Fakten, die solchen naiven Erklärungen nicht entsprechen oder ihnen sogar widersprechen, werden entweder ausgeblendet oder, wenn dies nicht möglich ist, emotionsgeladen bestritten bzw. in ihrer Bedeutung so uminterpretiert, dass sie letztlich wieder in das vorgegebene Schema passen.

> ***„Wenn es in Deiner Sprache viele Ausdrücke für Schnee gibt, muss Schnee sehr wichtig für Dich sein.“***
>
> *Sprichwort (Inuit)*

Verzweifelt könnte man diese naiven Muster als ein Mangel an Kenntnissen deuten. Fühlt man jedoch der emotionalen Energie nach, mit der diese Aussagen vorgetragen werden, dann müssen die populären Vorstellungen von „Sucht“ eher als Muster verstanden werden, die sich an Lebenshaltungen und Moralvorstellungen orientieren, weshalb wissenschaftliche Erkenntnissen gar nicht wichtig sind – sie haben eher eine höchst subjektive Bedeutung bei der Bewältigung des Alltags.

Der allgemeine Suchtkonsens im Alltagsdenken

Mehr als nur eine Marotte

Man kommt diesen Mustern über die Beschäftigung mit der Sprache näher: Die deutsche Sprache hat eine Vielzahl an Worten, um Eigenheiten zu beschreiben, die auch in Zusammenhang mit „Sucht“ thematisiert werden: Verlangen, Begierde, Trieb, Hingabe, Marotte, Hörigkeit, Leidenschaft, Hang usw. All diese Begriffe stehen für ein Handeln, dessen typisches Merkmal die Wiederholung ist. Und dennoch wird das, was man umgangssprachlich mit „Sucht“ beschreiben möchte, durch diese Begriffe offensichtlich nicht ausreichend erfasst. Forscht man diesem Fehlenden nach, schält sich heraus, dass es nie einzelne Handlungen sind, sondern immer Handlungsstile, die das Etikett „Sucht“ erhalten. Dazu müssen sich mehrere Eigenheiten miteinander verquicken *(vgl. auch v. Ploetz 2008, S. 18ff):*

- *starke Wiederholungstendenzen,*
- *eine starke eigene Dynamik,*
- *ein unabweisbares Verlangen, dem der Verstand weitgehend untergeordnet wird, wodurch andere Kräfte zum Ausdruck kommen, als die in unserer Kultur erlaubten und geforderten,*
- *Beeinträchtigungen in der freien Entfaltung der Persönlichkeit.*
- *Zerstörungen in den sozialen Beziehungen und den sozialen Chancen des Individuums.*

Mit diesen Inhalten existiert offensichtlich in der Bevölkerung ein allgemeiner Konsens darüber, welche Handlungsstile dem Begriff „Sucht“ zuzuordnen sind. Bittet man jedoch um weitere Konkretisierungen, dann wird deutlich, dass sich dieses Verständnis von „Sucht“ mit Bezug zu aktuellen Diskursen der Gesellschaft, aber auch in Abhängigkeit von der Zugehörigkeit zu sozialen Gruppen und kulturellen Milieus unterscheidet und deshalb jeweils Verschiedenes als „Sucht“ deklariert und damit problematisiert wird.

Suchtkonsens hat gute Gründe

Diese Unterschiedlichkeit in den Auffassungen lässt sich mit der Funktion des existierenden Suchtkonsenses im Alltagsdenken erklären. Dieser:

- bietet Orientierung für Urteile über eigenes und fremdes Handeln;
- hilft bestimmte Risiken/Gefährdungen wahrzunehmen;
- regt an, über Korrekturen nachzudenken und
- leitet zu einem Handeln an, um mögliche Probleme zu vermeiden.

Diese Funktionen machen den Suchtkonsens zu einem informellen Maßstab, der die Chance bietet, das eigene Handeln und das der Menschen seiner sozialen Umgebung in Hinblick auf die Angemessenheit gewohnheitsmäßiger Handlungen zu reflektieren, das Risiko problematischer Verfestigungen wahrzunehmen und darauf hinzuwirken, diese gegebenenfalls zu korrigieren. Die Tatsache, dass dieser allgemeine Suchtkonsens überwiegend moralisch normativ zustande kommt, sich aber auf die Autorität einer medizinisch relevanten Diagnose beruft, die mit schweren Stigmata für die betroffene Person verbunden ist, und aus der oft die Notwendigkeit einer von außen kommenden Intervention, manchmal auch gegen den Willen des Betroffenen, abgeleitet wird, unterstreicht die Gefahren, die mit einer laienhaft gestellten „Diagnose“ auch verbunden sein können.

Merkenswert: Ein allgemeiner, in der Bevölkerung populärer Suchtkonsens ist ambivalent zu bewerten. Er fördert einerseits Selbstreflexion und Selbstkorrektur und enthält damit durchaus produktive Elemente. Er beinhaltet andererseits aber auch Vorurteile und schlägt in sein Gegenteil, wenn er benutzt wird, eine sachliche, differenzierte Auseinandersetzung mit bestimmten Fragestellungen emotionsgeladen und irrational zu verhindern oder durch Diskreditierung anderer Vorteile und eigene Interessen durchzusetzen. Insbesondere die Tatsache, dass „Sucht" bis heute zu den schwersten Stigmata unsere Gesellschaft gehört, mahnt zu besonderer Vorsicht und nimmt vor allem diejenigen Experten in die Verantwortung, die diesen Begriff in ihren Arbeitsbezügen benutzen. Diese stehen in der Pflicht, einer ausufernden Beliebigkeit, vorschnellen Verurteilung und einer missbräuchlichen Nutzung entgegenzutreten, die durch eine laienhafte „Diagnosestellung" entstehen kann.

Die Pflicht zu Sorgfalt und Aufklärung

Der Expertenbegriff „Sucht/Abhängigkeit" und der populäre Suchtkonsens der Bevölkerung klaffen in der Regel weit auseinander. Laienvorstellungen können auf der einen Seite schnell zu einer Zuschreibung von „Sucht" an Personen führen, die den strengen Maßstäben einer Expertendiagnose nicht entsprechen. Auf der anderen Seite können eher gefühlsmäßig begründete Urteile das Ausmaß eine Problematik auch unterschätzen und die frühzeitige Inanspruchnahme von Hilfe und Unterstützung verhindern.

Merkenswert: Wie in allen Berufsfeldern besteht deshalb auch in der Sozialen Arbeit die Pflicht, eine solche Diagnose mit Bedacht zu stellen (Aufgabe für sich selbst) und aufklärerisch unter Mitbürgern zu wirken, die vorschnell ein derartiges Urteil über andere fällen (Aufgabe gegenüber anderen).

6.3 Sucht/Abhängigkeit in Expertensystemen: Eher ein Konstrukt als eine biosomatische Diagnose

Auch innerhalb der Systeme, die auf Hilfen für problematisch Konsumierende spezialisiert sind, lassen sich unterschiedliche Perspektiven ausmachen, mit denen „Sucht bzw. Abhängigkeit" betrachtet wird: Für die Medizin werden die ausgelösten Erkrankungen und physischen Veränderungen (z. B. im Gehirn) zu zentralen Hinweisen für das Vorliegen einer primären

Sucht- bzw. Abhängigkeitserkrankung, die Drogenhilfe sieht eher das Ausmaß sozialer Störungen und Probleme als Anhaltspunkte, um von Abhängigkeit zu sprechen, während die Psychologie vornehmlich nach Beeinträchtigungen in der persönlichen Autonomie und rationalen Verfasstheit fragt. Kein Expertensystem hat Unrecht, solange herausgestellt bleibt, dass jeweils Schwerpunkte in der Sicht auf ein sehr komplexes Phänomen gesetzt werden. Diese werden jedoch unzulänglich, wenn eine dieser Perspektiven zum alleinigen Maßstab erhoben wird.

Sechs weise Männer trafen auf einen Elefanten. Sie tasteten sorgfältig seine Gestalt ab, denn sie waren alle blind:
*Der Erste befühlte den **Stoßzahn**: „Mir scheint, dass dieses Prachtstück von einem Elefanten stark einem Speer ähnelt."*
*Der Zweite tastete die **Flanke** der Kreatur ab, die sich hoch und flach anfühlte: „Aha!" rief er und kam zu dem Schluss: „Dieses Tier ist eine Wand."*
*Der Dritte hatte ein **Bein** gegriffen und meinte: „Ich weiß schon, was wir alle vor uns haben, dieses Geschöpf ist wie ein Baum."*
*Der Vierte bekam den **Rüssel** zu fassen und sprach: „Dieser sogenannte Elefant ist in Wirklichkeit eine Schlange."*
*Der Fünfte hatte das **Ohr** des Tieres in den Händen und ließ seine Finger darüber gleiten. „Ich habe die Antwort: Dieses Wesen ist wie ein Fächer!"*
*Der Sechste stieß auf den **Schwanz** und tastete ihn ab: „Hört meine Entscheidung, dieses Geschöpf ist wie ein Seil."*
(nach Hampden-Turner)

Sucht ein biopsychosoziales Ganzes

Sucht/Abhängigkeit ist ein komplexes Phänomen, das sich sowohl in physischen, als auch psychischen und nicht zuletzt sozialen Merkmalen der Lebenssituation eines Konsumenten zeigt. Diese sind wiederum eng miteinander verwoben, durchdringen und bedingen sich gegenseitig. Dies führt dazu, dass, anders als bei anderen Erkrankungen, bis heute nur wenige problematische Konsumformen existieren, die zweifelsfrei an somatischen Symptomen erkannt werden können. So kann beispielsweise eine gesicherte Versorgung mit den benötigten psycho-aktiven Substanzen dem körperlich abhängigen Konsumenten ermöglichen, seinen normalen Lebenstätigkeiten nachzugehen und weitgehend unauffällig zu leben (z. B. im Rahmen einer Substitutionsbehandlung). Allerdings wird damit auch die Zuweisung des Etiketts „Sucht/Abhängigkeit" unzulässig, denn weitere Auffälligkeiten in

Form psychischer und sozialer Störungen lassen sich für eine solche Person kaum noch nachweisen. Bei anderen Formen eines problematischen Konsums treten keineswegs Symptome einer körperlichen Abhängigkeit auf und dennoch unterstreichen Merkmale der psychischen und sozialen Situation, dass sich durch den exzessiven Konsum Problemlagen aufgetürmt haben, die krankheitswertig sind und Hilfe und Unterstützung erfordern, die im Rahmen einer Suchtkrankenbehandlung erfolgen sollte.

Merkenswert: Nachvollziehbar wird, dass die Diagnose „Sucht/Abhängigkeit" auch als das Bemühen verstanden werden kann, Phänomenen einen Namen zu geben, die mit dem Konsum psycho-aktiver Substanzen einhergehen können und sowohl für den Konsumenten selbst als auch für sein soziales Umfeld Störungen und Leiden mit Krankheitswert verursachen. In diesem Sinne ist diese Diagnose eher eine kulturelle Vereinbarung und weniger eine naturwissenschaftlich diagnostizierbare biosomatische Erkrankung.

Weil die Auswirkungen eines problematischen Konsums sehr verschiedene Lebensbereiche tangieren können, kann Sucht/Abhängigkeit nicht mit einseitigen Modellen wahrgenommen, erklärt und verstanden werden.

6.4 Sucht/Abhängigkeit: Wie man definiert, so hilft man!

Die Deutung, warum sich jemand nicht an die in der Gesellschaft geltenden Regeln für den Konsum bestimmter Substanzen hält und deshalb als krank zu definieren sei, haben sich mit den jeweils populären medizinischen Erklärungsmodellen mehrfach geändert.

Sucht war Vergiftung

Zunächst ging man davon aus, dass Drogen wie z. B. Alkohol Giftquellen seien, deren übermäßiger Konsum zu Krankheit an Leib und Seele führe, aber auch ein „Krebsübel" in der Gesellschaft auslösen würde (vgl. Meyer 2010). Deshalb gehöre es dringlich behandelt. Die Vorstellungen, wie man beispielsweise Trunkenbolde „bekehren" oder „zwingen" könne, waren zunächst nur vage. Man verbrachte sie in Trinkerheilanstalten[32], in denen sie durch eine abgeschottete Insellage genötigt waren, abstinent zu leben, folglich einen „kalten“ Entzug durchmachten und durch eine strenge Hausordnung, durch Arbeit im Freien und mit seelsorgerischer Erziehung zur Abstinenz gebessert werden sollten (ebenda).

> ***„Der chronische Alkoholiker ist durch das allmähliche Schwinden jener konstanten Motive des Handelns gekennzeichnet, das man moralischen Halt, als Charakter, zusammenzufassen pflegt. Der Trinker verliert mehr und mehr die Fähigkeit, nach festen Grundsätzen zu handeln. Er wird zum Spielball zufälliger äußerer Verlockungen, der immer unbezwinglicher werdenden Neigung zum Alkohol. ... Auch wenn er immer wieder einen festen Entschluss fasst, dem Alkohol, den er als Quelle seines Untergangs erkennt, zu entsagen, so genügt die erste Gelegenheit, um dem schwachen Willen zu entsagen.“***
>
> *„Lehrbuch der Psychiatrie“, Kraepelin 1893*

Sucht als Krankheit des Willens

Passend zur medizinisch-psychologischen Entdeckung der menschlichen Seele erklärte man Ende des 19. Jahrhunderts Sucht zu einer Krankheit des Willens. Problematischen Trinkern, die nicht ihrer Arbeit nachgingen und auch nicht selbst für ihren Lebensunterhalt sorgten, unterstellte man einen schwachen Willen, durch den sie den Prinzipien bürgerlicher Moral (u. a. Fleiß, Arbeitsdisziplin, Ordnung, Gehorsam) nicht nachkommen könnten. Ihre Besserung sollte deshalb durch Zuchthäuser, Arbeitshäuser und Besserungsanstalten gelingen, in denen ein geradezu militärisches Regime aus Zucht und Ordnung herrschte. Auf diese Weise hoffte man, nicht nur das soziale Problem des Umgangs mit problematischen Trinkern zu beseitigen. Ein nicht unwesentliches Motiv derartiger „Behandlungszentren“ war in der Regel auch die Versorgung der umliegenden Manufakturen mit billigen Arbeitskräften (vgl. Sachsse, Tennstedt 1980)!

[32] 1851 wurde in Lintorf das erste deutsche Trinkerasyl gegründet, einige Jahre später folgten die ersten Trinkerheilanstalten, von denen es 1914 bereits über 50 gab (vgl. Meyer 2010).

Sucht als Erbkrankheit

Parallel zum Siegeszug der Darwinschen Vererbungslehre Anfang des 20. Jahrhunderts deutete man Alkoholprobleme als erblich bedingt[33]. Mit Verweis auf die damals ebenfalls populären Rassentheorien ordnete man den Umgang mit Alkohol und anderen psycho-aktiven Substanzen in das politische Bemühen um die sogenannte „Reinhaltung der Rasse“ ein. Damit wurde nicht allein die Pflicht der Bevölkerung zur Mäßigung begründet. Bei problematisch Trinkenden, die zudem das Etikett „unheilbar“ bekamen, wurde zugleich von einer bereits vorliegenden Schädigung des Erbgutes ausgegangen. Deshalb unterwarf man diese Menschen 1933 dem *„Gesetz zur Verhütung erbkranken Nachwuchses“*. Obwohl es keine Belege für die Erblichkeit derartiger Handlungsstile gab, wurde „schwerer Alkoholismus“ anzeigepflichtig und begründete eine chirurgische Zwangssterilisation. Zu „unheilbaren Säufern“ deklarierte Menschen wies man schließlich sogar die Kategorie „minderwertes“ bzw. „lebensunwertes Lebens“ zu. Im faschistischen Deutschland hatte dieses Erklärungsmuster die Konsequenz, dass im Zuge der Euthanasie auch Menschen mit Trinkproblemen ermordet wurden.

Sucht erhält Phasenverlauf

Nach dem 2. Weltkrieg machte das von Jellinek entwickelte Alkoholismus-Modell Furore. In diesem wurde Sucht als eine Krankheit beschrieben, die phasenweise und nach typischen Mustern verlaufen würde. Für die konzeptionelle Ausgestaltung von Hilfe und Unterstützung wurde zudem die These zentral, dass die Betroffenen krankheitsbedingt krankheitsuneinsichtig seien und sich deshalb nur eine Chance für rettende Hilfe und Unterstützung biete, wenn die Betroffenen unter der Last ihrer Probleme physisch, psychisch und sozial total zusammengebrochen wären. Erst dann seien sie bereit, gebotene Hilfen überhaupt anzunehmen.
In dieses Modell wurden zugleich die im 19. Jahrhundert im Zuge politischer Mäßigkeitsbewegungen entwickelten Positionen aufgenommenen, nach denen Sucht ab einem „Point of no return“ unheilbar sei, weshalb die Betroffenen nur die Möglichkeit hätten, „Sucht“ in ihrer Entwicklung zum Stillstand zu bringen, aber nie heilen und damit zu Normalität zurückkehren könnten. Die einzige Möglichkeit dafür wäre eine totale und bedingungslose lebenslange Abstinenz.

---

33 *„Die Krankheiten, die vom Genusse gebrannter und gegorener Getränke herrühren, werden leicht erblich.“ (Darwin zit. nach Rosta 1998)*

Wie alle anderen Modelle vorher prägte auch dieses Erklärungsmuster die Auffassungen dazu, was als medizinisch-therapeutisch angezeigt galt.

Abstinenzgebot und Leidensdruck – fragliche therapeutische Mittel

Aus diesen Vorstellungen zur Krankheit „Sucht", die über mehr als ein Jahrhundert für richtig befunden wurden und zu einer Doktrin erstarrt waren, leitete man therapeutische Vorgehensweisen ab, in denen „*Abstinenzgebot*" und „*Leidensdruck*" zu wesentlichen Elementen einer Suchtkrankenbehandlung avancierten.

So wurde für viele Jahre an der Idee festgehalten, dass die einzige Möglichkeit, Suchtprobleme zu bewältigen, das Einhalten einer grundsätzlichen und lebenslangen Abstinenz sei. Diese Forderung wurde nicht nur für die Substanz erhoben, deren Konsum problematische Formen angenommen hatte (z. B. Heroin). Sie wurde auf alle psycho-aktiven Substanzen ausgeweitet, selbst wenn deren Konsum bis dahin und auch weiterhin völlig unproblematisch war (z. B. das Rauchen von Haschisch). In der Folge konnten Betroffene nur Hilfen erhalten, wenn sie sich gleich zu Beginn dem totalitären Anspruch unterwarfen, lebenslang abstinent zu leben.

Es gehörte zugleich zu den Strategien des Hilfesystems, der Motivation für einen derart umfassenden Verzicht durch „Leidensdruck" gezielt nachzuhelfen. Mit dem Ziel, schnell eine bedingungslose Kapitulation der Betroffenen voranzutreiben, wurden Hilfe und Unterstützung nicht nur lange Zeit verweigert. Hilfeleistung an die Betroffenen, die auch ohne vorherigen Zusammenbruch jeglichen Widerstandes gegen die aufoktroyierten Therapieziele und ohne eine bedingungslose Bereitschaft zur Abstinenz gewährt wurde, galt als therapeutischer Kunstfehler und damit als unprofessionell.

Zusätzlich dazu wurde, legitimiert durch das Konzept des Leidensdruckes, der schon bestehende Problemdruck der Betroffene durch therapeutische Aktivitäten weiter verschärft (z. B. Führerscheinentzug, Wegnahme der Kinder, Informationen an den Arbeitgeber), immer in der gutgemeinten Absicht, beim Betroffenen „Therapiebereitschaft" zu erzeugen, indem dieser möglichst rasch auf die Forderung nach Abstinenz einging und auf diese Weise die Vorbedingungen für die Inanspruchnahme von Hilfe erfüllte.

Trotz aller Kritik an diesem längst in Frage gestellten Alkoholismus-Modell lassen sich bis heute in der Praxis noch immer daraus abgeleitete konzeptionelle Ansätze von Therapie finden.

Ein neues Krankheitsverständnis durch akzeptierende Drogenarbeit

Durch die sich etablierende akzeptierende Drogenarbeit wurden seit Ende der 80er Jahre viele Impulse gesetzt, die Krankheit „Sucht" neu wahrzunehmen und zu verstehen. Die nun möglichen Einblicke in die Lebenswelt derjenigen Konsumenten, die bis dahin kaum im Hilfesystem auftauchten, schoben ein Abrücken von bis dahin unhinterfragten Dogmen an. In Frage wurde gestellt:

- Ob Sucht tatsächlich einen naturgegebenen Phasenverlauf habe, in dem unwiederbringlich ein Unvermögen entstehe, jemals wieder kontrolliert psycho-aktive Substanzen konsumieren zu können?
- Ob Sucht in einer Vielzahl der Fälle nicht eher als eine mehr oder weniger lange Lebensphase verstanden werden muss, die von der Mehrheit der Betroffenen letztlich überwunden wird?
- Wieweit die therapeutisch geforderte Totalabstinenz tatsächlich passend und unverzichtbar sei? Und noch weitergehend,
- Ob Sucht als eine Krankheit, die nur mit medizinisch-therapeutischen Mitteln zu bewältigen sei, überhaupt passend verstanden und überwunden werden könne?

Vor dem Hintergrund dieses neuen Denkens war es folgerichtig, sich von Leidensdruck-Konzepten zu verabschieden und stattdessen im Hilfesystem suchtbegleitend zu agieren. Ziel dieser Form der Drogenarbeit ist es, den Betroffenen an jedem Punkt ihres Lebens Unterstützung bei der Bewältigung drogenbedingter Probleme anzubieten. Auf diese Weise soll nicht nur zu jedem Zeitpunkt zum Ausstieg aus problematischen Konsum- und Lebensmustern ermutigt werden, sondern auch Hilfen gegeben werden, mit denen die Zeit des kompulsiven Drogenkonsums, die für viele nur eine mehr oder weniger lange Lebensphase ist, möglichst ohne physische, psychische und soziale Schäden durchlebt werden kann[34].

Mit diesem Ziel entwickelten sich Hilfeangebote, die nicht mit pauschalen Lösungen hantierten, sondern in Abhängigkeit von der konkreten Lebenssituation und Problemkonstellation Unterstützung offerierten. Diese reichen heute von Überlebenshilfen, über Angebote zur Entwicklung eines kontrollierten Konsums und schließen Substitutionsbehandlungen genauso ein wie abstinenzorientierte Behandlungen und Originalstoffvergabe.

---

[34] Als behandelnder Arzt verwies beispielsweise 1995 *Gölz* darauf, dass jährlich 1-3 % der Heroinkonsumenten sterben und 50 % zum Zeitpunkt des Ausstiegswunsches so schwer erkrankt sind, dass eine Integration in ein Berufsleben niemals mehr möglich ist.

Neue Pfade im Suchtverständnis – Gefahren einer Biologisierung

Schon deutet sich an, dass unter dem Eindruck der heute aktuellen Hirnforschung Sucht demnächst wieder eine neue Ausdeutung bekommen wird. Und es bleibt abzuwarten, welche Folgen bestimmte Einblicke in die Funktionsweise des Hirns für das Angebot an Hilfe und Unterstützung für problematisch Konsumierende haben werden.

Sucht wird Hirndefekt

In den 70er Jahren war schon einmal der Glaube an die Naturwissenschaften und die Fantasie populär, die Arbeitsweise des Hirns zu verstehen. Man war damals fasziniert von der Idee, hirnorganische Ursachen für ein gestörtes Handeln von Menschen insgesamt und auch in Bezug auf bestimmte Substanzen benennen und sogar korrigieren zu können. Dieser Gedanke endete in zweifelhaften leukotomischen Eingriffen[35] im Limbischen System, nach denen die Betroffenen zwar keinen Drang zu exzessivem Konsum mehr zeigten, aber auch in anderen Bereichen ihrer Emotionalität und Antriebssteuerung schwer gestört waren!

Merkenswert: Die Erklärungen, warum einige Menschen Schwierigkeiten haben, ohne Probleme für sich selbst und andere bestimmte psycho-aktive Substanzen zu konsumieren, haben eine lange historische Entwicklung hinter sich. Dabei zeigt sich, dass die allgemein akzeptierten Begründungen für ein derartiges Handeln immer dem Geist der jeweiligen Zeit gefolgt sind und damit ein Produkt des Denkens und der Wertevorstellungen einer Gesellschaft sind. Die Grundideen, wie Sucht zu verstehen ist und wodurch sich deren Dynamik speist, prägen immer auch die Konzepte und praktischen Strategien, wie man mit denjenigen umgeht, die durch einen wenig kontrollierten Konsum stören. Diese Zusammenhänge fordern unverzichtbar auf der Seite der Praktiker Wachheit und ein kritisches Hinterfragen der präsentierten theoretischen Modelle und der daraus abgeleiteten Kon-

---

[35] Leukotomie ist eine neurochirurgische Operation, bei der die Nervenbahnen zwischen Thalamus und Frontallappen sowie Teile der grauen Substanz durchtrennt werden. Sie wurde ursprünglich zur Schmerzausschaltung in extrem schweren Fällen angewendet, dann aber auch bei agitierten psychischen Erkrankungen wie Psychosen und Depressionen praktiziert. Als Folge der Lobotomie tritt eine Persönlichkeitsänderung mit Störung des Antriebs und der Emotionalität auf. Diese höchst invasiven Eingriffe firmieren auch als „Verhaltenschirurgie“ und versprechen, Handlungsweisen von Menschen korrigieren zu können, die durch eine eigene willentliche Anstrengung dazu nicht in der Lage seien.

sequenzen für die Praxis. Sie begründen auf Seiten der Forscher und Experten Bescheidenheit und Kritikfähigkeit in Bezug auf die Relevanz des eigenen Wissens und vor allem ethische Sorgfalt, bei der Entscheidung über einzuschlagende Forschungspfade.

Nicht alles was machbar ist, ist ethisch auch vertretbar, selbst wenn es zunächst mit der Aussicht auf eine sensationelle Entdeckung lockt und mit dem Argument verführt, heilen zu wollen. Der ethische Grundsatz, den Betroffenen mit einer Behandlung nicht zu schaden, sollte auch in der Behandlung der wenig gewünschten Patientengruppe „Suchtkranke" weiterhin unumstößlich sein.

6.5 Sucht/Abhängigkeit: Die WHO und die heute geltenden Klassifikationssysteme für die Diagnose „Abhängigkeit"

Setzt man sich mit den weltweit existierenden Auffassungen auseinander, was als ein höchst problematischer Konsum gelten soll und wie dieser zu bezeichnen wäre, stellt man als Europäer erstaunt fest, dass es einige Kulturen gibt, die das Konstrukt „Sucht/Abhängigkeit" noch gar nicht kennen und dass selbst in westlichen Kulturen, die mit diesem Begriff hantieren, damit jeweils unterschiedliche Vorstellungen und Maßstäbe verbunden werden.

Der WHO-Begriff von Abhängigkeit

In Anbetracht der Vielzahl der kursierenden Ideen und Vorstellungen bemühte sich die WHO, zu einer stärkeren Vereinheitlichung der mit Sucht/Abhängigkeit zu bezeichnenden Phänomene zu kommen. Mit diesem Ziel definierte sie schon 1964: *„Drogenabhängigkeit ist ein Zustand, der sich aus der wiederholten Einnahme einer (natürlichen oder synthetischen) Droge ergibt, wobei die Einnahme periodisch oder kontinuierlich erfolgen kann. Ihre Charakteristika variieren in Abhängigkeit von der benutzten Droge..." (WHO 1964)*

Sucht wird ersetzt durch den Begriff „Abhängigkeit"

Die WHO rückte mit ihrer Begriffsbestimmung ab von dem alten, durch viele Mythen und Vorurteile belasteten Begriff „*Sucht*". Dieser wurde durch den Begriff „*Abhängigkeit*" ersetzt, zeigt eine Verwendung in und durch den Sachverstand von Experten an und hebt sich damit von dem laienhaften Suchtkonsens der Bevölkerung ab.

Reserviert wurde Abhängigkeit zugleich für Handlungsstile, die in Zusammenhang mit dem Konsum psycho-aktiver Substanzen auftreten können, wobei die damit angesprochenen Formen sich erst im Zuge einer längeren Entwicklung durch wiederholte Einnahme herausbilden. Entgegen getreten wurde damit der zunehmenden Ausweitung des Abhängigkeitsbegriffs auf alle möglichen Handlungsstile, die sich durch starke Wiederholungstendenzen und irrational erscheinende Mustern auszeichnen. Ein Riegel wurde aber auch dem immer noch kolportierten Mythos vorgeschoben, Abhängigkeit sei das folgerichtige und sich automatisch einstellende Ergebnis eines einmaligen Konsums.
Diese Begriffsfassung ließ allerdings keinen Zweifel daran, dass sie weiter zu konkretisieren war – zu unterschiedlich sind die problematischen Erscheinungen, die sich bei exzessivem Konsum auch in Abhängigkeit von der konsumierten Substanz einstellen können. Wurde diese Aufforderung zunächst vor allem mit Blick auf die unterschiedlichen pharmakologischen Wirkungen der jeweiligen psycho-aktiven Substanzen formuliert, könnte man diesen Appell auch als Hinweis darauf verstehen, dass die mit dem Konsum verbundenen psychischen und sozialen Folgen vom jeweiligen kulturellen Status einer Substanz abhängen (anerkanntes Genussmittel, als Medikament zugelassen, vollständig verboten und unter Strafe gestellt) und insofern noch weit spezifischer beschrieben werden sollten.

„Abhängigkeit" in den medizinischen Klassifikationssystemen

Die heute üblichen medizinischen Klassifikationssysteme für Krankheiten kommen dem in der WHO-Definition formulierten Gebot nach, eine weitere Konkretisierung des Phänomens „Abhängigkeit" vorzunehmen. Sowohl im *ICD-10 (International Classification of Diseases)* als auch im *DSM (Diagnostic and Statistical Manual of Mental Disorders)* werden körperliche, psychische und soziale Merkmale zusammengestellt, die ab einer bestimmten Dramatik in Form von Bündelungen bestimmter Problembereiche und zeitlich anhaltender Belastung berechtigen, von Abhängigkeit zu sprechen.

6.6 Das Abhängigkeitssyndrom – ein Bündel physischer, psychischer und sozialer Folgen problematischen Konsums

In den Klassifikationssystemen für Abhängigkeit, die auch in Deutschland verwendet werden, geht man davon aus, dass sich die Folgen eines problematischen Konsums psycho-aktiver Substanzen sowohl im körperlichen, als auch im psychischen und nicht zuletzt im sozialen Bereich aufzeigen lassen. Es liegt in der Natur des komplexen Handlungsmusters „Abhängigkeit", dass sich die jeweiligen Problembereiche nicht immer separieren lassen, sondern in der Regel eng miteinander verflochten sind: Einschränkungen im körperlichen Befinden gehen in der Regel immer auch mit Missbefinden im psychischen Bereich einher, die ihrerseits nicht ohne Auswirkungen auf die sozialen Bezüge bleiben. Genauso vermag psychischer und sozialer Stress körperliche Symptome hervorzubringen. Insofern ist die Symptomatik einer Abhängigkeit eher als ein Gefüge wechselseitiger Interdependenzen zu verstehen, die sich wechselseitig aufschaukeln. Diese dürfen nur gedanklich voneinander getrennt werden; in der Realität sind sie eng miteinander verwoben.

6.6.1 Körperliche Anzeichen von Abhängigkeit

Zu wichtigen körperlichen Leitsymptomen von Abhängigkeit gehören Entzugserscheinungen und Toleranzentwicklung.
Unter *Entzugserscheinungen* werden körperliche und psychische Symptome zusammengefasst, die sich nach Absetzen oder beabsichtigter oder unbeabsichtigter Reduktion der Dosis einstellen. Da es sich dabei in der Regel um ein Bündel von Symptomen handelt, das in Abhängigkeit von der konsumierten psycho-aktiven Substanz spezielle Eigenschaften hat, wird in diesem Zusammenhang auch von einem *Entzugssyndrom* gesprochen.

Entzugssyndrome
Die Entwicklung eines Entzugssyndroms setzt voraus, dass sich die jeweilige Substanz in den körpereigenen Stoffwechsel eingebaut hat. In diesem Umbauprozess sorgen die pharmakologischen Besonderheiten der jeweiligen Substanz zunächst dafür, dass die gewohnte körperliche Homöostase aus der Balance gebracht wird. In Zusammenhang mit dem Konsum von Alkohol zeigen die „Nachwehen" des nächsten Tages beispielsweise an,

dass Energie und Aufwand nötig ist, um wieder sein gewohntes Gleichgewicht zu finden. Bei intensivem und kaum unterbrochenem Konsum reicht die nötige Konsumpause für ein Wiederherstellen des ursprünglichen Gleichgewichts allerdings nicht aus. Als Reaktion auf anhaltenden Konsum erfolgen körperliche Anpassungsprozesse, durch die auf ein neues Gleichgewicht geregelt wird, in welchem die konsumierte Substanzmenge berücksichtigt ist. Wird diese Substanz nun reduziert oder deren Konsum ganz eingestellt, kommt das neu geregelte körperliche Stoffwechselgleichgewicht wiederum aus der Balance – ein Zustand, der sich durch Entzugserscheinungen deutlich bemerkbar macht.

> ***Entzugserscheinungen bei Opiaten:***
> - *5-8 Stunden: Tränenfluss, Schweißausbrüche, Sekretion der Nasenschleimhäute, Gähnen...*
> - *8-12 Stunden: Frösteln, erweiterte Pupillen...*
> - *2-3 Tage: Ruhelosigkeit, Todesangst, Übelkeit und Erbrechen, hoher Puls, Hypertonie, Muskelspasmen an Rücken und Gliedmaßen, Diarrhö, Gefahr des Austrocknens...*

Allerdings können sich nur wenige psycho-aktive Substanzen so in den körperlichen Stoffwechsel einbauen, dass nach Dosisreduktion auch tatsächlich Entzugssyndrome eintreten, die deutlich eine körperliche Abhängigkeit anzeigen. Dazu gehören Alkohol, Opiate und Opioide, Benzodiazepine, GBL und GHB sowie eine Reihe Medikamente.
Von den Entzugssyndromen zu unterscheiden sind Absetzerscheinungen und Spiegeleffekte, die sich nach Reduktion oder Absetzen einer psychoaktiven Substanz ebenfalls einstellen können.

Zwischen Entzugssyndrom, Absetzerscheinungen und Spiegeleffekten unterscheiden

Psychische Absetzerscheinungen

In Fall von *Absetzerscheinungen* bleiben deutliche Hinweise auf eine körperliche Abhängigkeit und damit auf körperliche Entzugssymptome aus. Allerdings kann sich ein gravierendes psychisches Missbefinden einstellen, weil Schlafstörungen, depressive Verstimmungen, Unruhe, Aggressivität und Nervosität auftreten, weil auf gewohnte Routinen verzichtet wird. Daraus leitet sich oft körperlich ein Unwohlsein ab, wie auch ein gewisses Unvermögen der betroffenen Person, mit seinem sozialen Umfeld angemessen zu kommunizieren und mit gestellten Erwartungen und Forderungen in gewohnter Art umzugehen. Erfahrungen mit starken Rauchern, die auf ihr Laster freiwillig für einige Zeit verzichten, können mit ihrer Gereiztheit,

Unruhe und einer gewissen Unausstehlichkeit als Beispiele für derartige Absetzerscheinungen gelten. Diese können ein Ausmaß entwickeln, das in der Tat auch eine gewisse Behandlungsbedürftigkeit begründet.

Spiegeleffekt als Konsum-„Kater“ verstehen

Spiegeleffekte können sich nach jedem Konsum einer psycho-aktiven Substanz einstellen. Sie sind uns vom Alkohol als der berüchtigte „Kater“ nach einem heftigen Trinkgelage bekannt. In dieser Form können auch andere psycho-aktive Substanzen nachwirken, indem sie beim körperlichen Abbau Effekte anstoßen, die gegenteilig sind zu dem, was mit dem Konsum initiiert wurde: Fühlt sich ein Konsument beim Anfluten von Heroin eher beruhigt und gedämpft, stellt sich nach Abklingen der Substanz eher Unruhe, Nervosität und Angst ein; fühlt sich ein Konsument beim Anfluten von Amphetaminen eher aufgekratzt und euphorisch, stellt sich beim Abklingen eher eine depressive Verstimmung und Antriebsarmut ein usw. Wie in einem Spiegel stellt sich also die Wirkung beim Anfluten einer psychoaktiven Substanz beim Abklingen der Substanz „seitenverkehrt“ dar. Spiegeleffekte können eher als „Konsumkater“ verstanden werden und sind kein Hinweis, der auf eine Abhängigkeit weist. Spiegeleffekte können dazu beitragen, den Konsum anzukurbeln, weil sich ein unangenehmes „Nachhallen“ durch erneuten Konsum mildern oder sogar abstellen lässt – eine Erfahrung, die aus dem Umgang mit Alkohol bekannt ist.

Auch Toleranzentwicklung zeigt körperliche Abhängigkeit an

Zu den untrüglichen Zeichen einer körperlichen Abhängigkeit gehört eine *Toleranzentwicklung.* Damit ist die körperliche Gewöhnung an eine psychoaktive Substanz durch wiederholte bzw. chronische Einnahme über einen bestimmten Zeitraum gemeint. Diese zeigt sich zum einem darin, dass weit höhere Dosierungen vertragen werden, als dies normalerweise üblich ist. Insofern sei davor gewarnt, sich beispielsweise mit regelmäßigen Starktrinkern in Bezug auf die Verträglichkeit von Alkohol messen zu wollen. Für den Konsumenten ergibt sich als oft ungewollter Nebeneffekt der Toleranzentwicklung, dass für ihn die Wirksamkeit einer bestimmten Dosis abnimmt, so dass er für den gleichen Effekt die Konsummenge erhöhen muss. Dies ist oft nicht nur ein teures Vergnügen, sondern auch ein lebensgefährliches Unterfangen, weil andere Risiken in Zusammenhang mit einer Überdosierung (z. B. Atemlähmung bei Opiaten) unverändert fortbestehen und mit hohen Konsummengen schnell lebensgefährliche Limits überschritten werden.

Entgiftung ist überschaubar

Die Behandlung körperlicher Formen der Abhängigkeit ist ein vergleichsweise einfacher und überschaubarer Prozess, der nach wenigen Tagen, in Fällen schwieriger Mehrfachabhängigkeit nach wenigen Wochen abgeschlossen ist. Weit schwieriger gestaltet sich das Ablösen von einer psychischen und sozialen Abhängigkeit.

6.6.2 Psychische Anzeichen von Abhängigkeit

Craving als eine Art Zwang zum Konsum

Einen besonderen Stellenwert bei der Diagnose von Abhängigkeit hat das psychische Merkmal „*Craving*". Gemeint ist damit das oft irrational anmutende und bei Außenstehenden Unverständnis auslösende Handeln von Konsumenten, die von einem intensiven Verlangen nach der psycho-aktiven Substanz scheinbar haltlos angetrieben werden. Zahllos sind die Geschichten, nach denen sich Drogenkonsumenten für den Konsum über jegliche sittlichen und moralischen Grenzen hinwegsetzen, wie unter dem Druck eines geradezu dämonischen inneren Dranges engste Freunde und Familienmitglieder belügen und betrügen und trotz guter Vorsätze dem Konsumdruck immer wieder erliegen. In unserer auf Logik, Verstand und Kontrolle beruhenden Gesellschaft ist es ängstigend, dass Konsumenten in vielen Situationen für psycho-aktive Substanzen scheinbar ihre geistigen Kräfte verlieren und ihr Handeln anderen Leitideen als den berechenbaren Kräften des Verstandes unterordnen. Gerade diese Aspekte des Handelns von Starkkonsumenten gelten als zentrale Hinweise auf das Vorliegen einer psychischen Abhängigkeit.

Starkes Verlangen und Unfähigkeit zur Abstinenz

Psychische Abhängigkeit wird daran erkannt, dass das intensive Verlangen nach dem Konsum einer psycho-aktiven Substanz als starkes Motiv in allen Handlungen aufscheint und der Konsument auf die angenehmen und euphorischen Wirkungen des Konsums emotional und psychisch geradezu fixiert erscheint. Psychische Abhängigkeit wird an der Unfähigkeit festgemacht, Abstinenzperioden einhalten zu können, genauso wie an den großen psychischen Anstrengungen der Konsumenten, die nur unter hohen emotionalen Kosten ihren Konsum aufgeben können.

In der Diagnosestellung ist das Feststellen einer psychischen Abhängigkeit allerdings höchst schwierig. Wie groß das Verlangen nach einer psycho-aktiven Substanz ist, wieweit es tatsächlich nicht selbst kontrolliert werden kann und welche psychischen Anstrengungen sich aus einem Verzicht

ergeben, sind Kriterien, die ausschließlich subjektiv und damit nur aus Sicht des Betroffenen beurteilbar sind; ein sachgerechtes Urteil von außen scheint unmöglich. Bei genauem Hinschauen ist in der Regel jedoch erkennbar, dass Starkkonsumenten durchaus immer auch Phasen, Situationen und Episoden leben, in denen der „Suchtdruck" nicht so dominant ist und in denen die Kräfte des Verstandes die Oberhand behalten. Deshalb werden heute zwar die psychischen Schwierigkeiten des Starkkonsumenten in Bezug auf eine angemessene Kontrolle seines Konsums anerkannt, es wird aber in der Diagnosestellung nicht mehr von einem bedingungslosen Kontrollverlust oder einem unwiderstehlichem Zwang ausgegangen.
In einigen Definitionen werden aus diesen psychischen Schwierigkeiten bei der Kontrolle des Konsums weitere Handlungsweisen als typisch für Abhängigkeit abgeleitet: Fehlende Krankheitseinsicht, fehlende emotionale Schwingungsfähigkeit, kriminelles Verhalten, Unehrlichkeit, fehlendes Verantwortungsgefühl usw. Allerdings sei darauf verwiesen, dass nicht alle Starkkonsumenten pauschal und unbesehen in eine solche Beurteilung geraten dürfen. Beispielsweise nimmt die Verfügbarkeit psycho-aktiver Substanzen darauf Einfluss, wieweit sich Beschaffungsprobleme zu kriminellem Handeln und fragwürdigen Beschaffungsstrategien auswachsen können. Werden solche negativen Handlungsstile zu Merkmalen von Abhängigen generalisiert, überschreitet eine sachlich begründete Diagnosestellung schnell die Grenze zu stigmatisierenden Zuschreibungen und Vorverurteilungen.

Psychische Abhängigkeit bewältigen

Die Bewältigung der psychischen Abhängigkeit fordert den Betroffenen große Willenskräfte und die Bereitschaft zu massiven Veränderungen ab – ein Vorhaben, das mit seinem hohen Anspruch zunächst auch entmutigend wirken kann. Wer sich jemals von liebgewordenen Routinen trennen musste, sei es in Bezug auf das Rauchen, sei es in Bezug auf Ernährung und Bewegung oder sei es im Zuge einer Trennung von langjährigen Lebenspartnern, sollte sich an seine kräftezehrenden Erfahrungen erinnern, wenn er nachvollziehen will, worin genau die psychischen Schwierigkeiten liegen, eine psychische Abhängigkeit zu bewältigen.

6.6.3 Soziale Anzeichen von Abhängigkeit

Es kann nicht überraschen, dass die zuvor skizzierten physischen und psychischen Aspekte einer Abhängigkeit nicht auf diese Bereiche beschränkt bleiben, sondern in der Regel auch Folgen für das Leben des Konsumenten in seinen sozialen Bezügen hat. Die normalen Erfahrungen des Alltags unterstreichen, dass Handlungen, die zu einer starken Gewohnheit werden und die zudem einen zentralen Stellenwert im Leben erhalten, Zeit, Energie und Aufmerksamkeit binden. Diese Zusammenhänge prägen auch die sozialen Aspekte einer Abhängigkeit. Auch hier bleibt für andere Interessen und Bedürfnisse nicht mehr genügend Lebenskraft und -zeit, weil die Beschaffung, der Konsum und die Erholung vom Konsum einen zentralen Platz im Leben einnehmen. Damit geht oft einher, dass soziale Beziehungen und der Lebensstil insgesamt um den Konsum organisiert werden, so dass für „drogenfreie" soziale Bezüge und Aktivitäten keine Ressourcen mehr bleiben, weshalb diese schließlich vernachlässigt werden.

Psychosoziale Vernachlässigung

Die Integration in konsumrelevante soziale Beziehungen sorgt in der Regel auch dafür, dass die hier geltenden Normen, Werte, Sinnmuster sowie die Kriterien für sozialen Erfolg, Anerkennung und Status übernommen werden. Je nachdem, wieweit sich diese „drogenbezogenen sozialen Bezüge" in all diesen Aspekten von der Hauptgesellschaft entfernen, driftet auch der einzelne Konsument aus normalen sozialen Bezügen, die ihm letztlich sogar ersatzlos verloren gehen können. Diejenigen Starkkonsumenten, die sich mit ihren normativen Vorstellungen weiterhin den allgemein geltenden Werten und Normen verpflichtet fühlen, kämpfen mit großem Krafteinsatz darum, mit ihrem Konsum möglichst unerkannt zu bleiben, sich unauffällig zu verhalten und in den verschiedenen Lebensbereichen den erwarteten Forderungen zu entsprechen. Dies gelingt jedoch in der Regel nur mit Hilfe von Vertuschung, Verheimlichung und Lügen, die ein aufwendiges Doppelleben aufnötigen und die Gefahr beherbergen, aus dem angepassten Leben in der Hauptgesellschaft heraus zu treiben.

Die Prozesse, mit denen Starkkonsumenten aus der Hauptgesellschaft driften, sind in der Regel mit heftigen Konflikten und Auseinandersetzungen auch mit den Menschen aus sogenannten „drogenfreien" Bezügen verbunden – den Herkunftsfamilien, den Lebenspartnern, Freunden, Verwandten. Diese versuchen lange Zeit und mit allen Mitteln, das Herausfallen des Starkkonsumenten aus „normalen sozialen Bezügen" zu verhindern – Auseinandersetzungen, die stark an der Belastbarkeit der jeweiligen Beziehungen rütteln, deren Stabilität gefährden und diese oft auch unwiederbringlich schädigen oder zerstören können.

„Das Leben neu leben Lernen!“

Die Ansprüche an die Bewältigung der sozialen Aspekte von Abhängigkeit werden oftmals unterschätzt. Starkkonsumenten, deren Lebenssituation die Diagnose „Abhängigkeit“ rechtfertigt, sind in der Regel bereits aus vielen Bereichen des sozialen Lebens der Hauptgesellschaft herausgefallen oder haben hier erhebliche Probleme (z. B. Arbeit, Familie, Freizeit); haben Perspektiven auf die hier geltenden Sinnmuster verloren und sich zugleich um wesentliche Voraussetzungen gebracht, sich aus eigener Kraft wieder in „normale Bezüge“ zu integrieren (z. B. Verlust von Gesundheit, Qualifikation, Fähigkeiten, Belastbarkeit).

Bei Biographien mit langgezogenen und komplexen Verelendungsprozessen sind manchmal zugleich wichtige Fähigkeiten und Bereitschaften verloren gegangen, das von der Hauptgesellschaft geteilte Normen- und Wertesystem anzuerkennen und grundlegenden Kulturtechniken zu folgen (Wirtschaften mit legalen Mitteln, Einhaltung von Körperhygiene, Gesundheitsfürsorge und Ernährung, Regeln der Kommunikation akzeptieren u. ä.). Vielmehr bieten die drogenbezogenen Bezüge eine alternative Lebenswelt an, die ebenfalls soziale Kontakte, Alltagsstrukturen und sozialen Status ermöglichen, die jedoch von der Hauptgesellschaft in der Regel wenig oder gar nicht anerkannt werden. U. a. danach suchen beispielsweise diejenigen Heroinkonsumenten, die substituiert werden, deshalb keine stoffbezogenen Nöte mehr haben, sich aber weiterhin in der Nähe der Szene bewegen und dort ihre Zeit verbringen.

Nachvollziehbar wird, dass die Bewältigung der sozialen Aspekte von Abhängigkeit in vielen Fällen nichts Schwereres erfordert, als „Das Leben neu leben zu lernen“ und sich über diesen mühsamen Weg ein ebenfalls zufriedenstellendes und glückliches Dasein aufzubauen. Hieraus ergeben sich die besondere Kompliziertheit und Langwierigkeit anzubietender Hilfe und Unterstützung, deren Bedarf sich selten nach wenigen Wochen oder Monaten erledigt. In der Regel lassen sich die notwendigen Hilfeangebote auch nicht auf medizinische und therapeutische Maßnahmen beschränken, sondern erfordern in großen Teilen Angebote für eine sinnstiftende soziale Integration in diverse Bezüge der Gesellschaft.

6.7 ICD-10 und DSM und die Diagnose „Abhängigkeit“

Diagnoseschema verbindlich

In Deutschland und vielen westlichen Ländern gibt es fachlich Einigkeit darüber, für das sachgerechte Feststellen der Diagnose „Abhängigkeit“ verbindliche Diagnoseschemata zu verwenden. Nach der langen historischen Geschichte der Diagnose „Sucht“ und den verschiedene Auslegungen und theoretischen Modellen, die die beteiligten Fachdisziplinen für Phänomene entwickelt haben, die mit problematischem Konsum einhergehen können, sind derartige Schemata von zentraler Bedeutung: Sie helfen, *erstens* Willkür in der Urteilsfindung zu beenden, *zweitens* das diagnostische Herangehen zu vereinheitlichen, *drittens* den subjektiven Spielraum derjenigen, die diese Diagnose stellen, zu begrenzen und damit *viertens* die Diagnosestellung stärker zu objektivieren.

ICD 10 und DSM: Sehr viel Gemeinsamkeit und wenige Unterschiede

Die für die Diagnose von „Abhängigkeit“ zu nutzenden Schemata werden durch *die WHO (ICD-10): International Classification of Diseases)* und *die Amerikanische Psychiatrische Vereinigung (DSM-IV: Diagnostic and Statistical Manual of Mental Disorders)* vorgegeben.

> ***Diagnosekriterien nach ICD-10:***
> *„Die sichere Diagnose „Abhängigkeit“ sollte nur gestellt werden, wenn irgendwann während des letzten Jahres drei oder mehr der folgenden Kriterien gleichzeitig vorhanden waren:*
>
> - *Verminderte Kontrollfähigkeit (! nicht Verlust) bezüglich des Beginns, der Beendigung und der Menge des Konsums.*
> - *Nachweis einer Toleranz durch zunehmend höhere Dosen.*
> - *Körperliches Entzugssyndrom bei Beendigung oder Reduktion des Konsums.*
> - *Fortschreitende Vernachlässigung anderer Lebenstätigkeiten und Interessen.*
> - *Eingeengte Verhaltensmuster im Umgang mit psychoaktiven Substanzen.*
> - *Starker Wunsch oder eine Art (!) Zwang, den Konsum trotz eindeutiger schädlicher Folgen unter allen Umständen fortzusetzen.“*

Beide Schemata versuchen, die in diesem Kapitel bereits erläuterten Bündel möglicher physischer, psychischer und sozialer Folgen eines problematischen Konsums psycho-aktiver Substanzen in den Blick zu nehmen und bezüglich ihrer Dramatik zu prüfen: *„Es handelt sich um eine Gruppe körperlicher, Verhaltens- und kognitiver Phänomene, bei denen der Konsum einer Substanz oder einer Substanzklasse für die betroffene Person Vorrang hat gegenüber anderen Verhaltensweisen, die von ihr früher höher bewertet wurden. Ein entscheidendes Charakteristikum der Abhängigkeit ist der oft starke, gelegentlich übermächtige Wunsch, Substanzen oder Medikamente (ärztlich verordnet oder nicht), Alkohol oder Tabak zu konsumieren ... Der innere Zwang, Substanzen zu konsumieren, wird meist dann bewusst, wenn versucht wird, den Konsum zu beenden oder zu kontrollieren. ... Diese diagnostische Forderung schließt beispielsweise chirurgische Patienten aus, die Opiate zur Schmerzlinderung erhalten haben und die ein Opiatentzugssyndrom entwickeln, wenn diese Mittel abgesetzt werden, die aber selbst kein Verlangen nach weiterer Opiateinnahme haben." (ICD-10, International Classification of Diseases der WHO)*

In der Zusammenstellung der einzelnen Diagnosekriterien sind sowohl der ICD-10 als auch der DSM-IV grundsätzlich vergleichbar. Der DSM-IV listet vor allem die konsumbedingten sozialen Folgeprobleme dezidierter auf, während im ICD-10 mit dem Kriterium „Eingeengte Verhaltensmuster im Umgang mit psycho-aktiven Substanzen" auch das jeweils praktizierte Konsummuster betrachtet und in diesem Zusammenhang „Flexibilität versus Erstarrung in einem immer gleichen Muster" als Hinweis auf Abhängigkeit gewertet wird. Gefragt wird also danach, wieweit ein Konsument seinen Konsum in Ort, Zeit, Menge und Applikationsform noch variable gestalten kann und wieweit er sich in Routinen verfangen hat, durch die er völlig unangepasst an seine körperlichen, psychischen und sozialen Konsumvoraussetzungen in immer gleichen Abläufen konsumiert.

Diese Unterschiede zwischen dem ICD-10 und dem DSM-IV sind jedoch marginal und sorgen nicht dafür, dass mit der Wahl des einen oder anderen Diagnosemusters andere Urteile gefällt werden.
Auch in ihrer konkreten Handhabung ist die Arbeit mit beiden Diagnoseschemata gleich: Sie legen fest, dass beim Überschreiten einer bestimmten Problemlast von einer Abhängigkeit mit Krankheitswert gesprochen werden kann: Diese ergibt sich, wenn *„Einige Symptome der Störung, mindestens aber drei, innerhalb desselben 12-Monatszeitraumes bestehen."(Saß, Wittchen, Zaudig 1996)* Das heißt, dass kein einzelnes diagnostisches Kriterium als notwendig oder hinreichend erachtet wird, sondern immer ein

Bündel von Problemlagen aus mindestens drei Bereichen auffindbar sein muss und dies über den *Zeitraum von einem Jahr*, um die Diagnose „Abhängigkeit“ stellen zu können.

Abhängigkeit: Ein heterogenes Störungsbild

Um der Vielfalt der Erscheinungsformen von Abhängigkeit gerecht werden zu können, bleibt in den Vorgaben offen, welche Symptome jeweils obligatorisch und welche fakultativ sind. Aus diesem Grund werden Konsumenten mit starken physiologischen Symptomen in Kombination mit psychischen oder/und sozialen Problemen als abhängig diagnostiziert; diese Diagnose erfüllen aber auch Konsumenten, die durch ihren Konsum vorwiegend psychische und soziale Probleme jedoch keine Anzeichen für somatische Abhängigkeitssymptome haben. Insofern wird mit der Diagnose „Abhängigkeit“ ein sehr heterogenes Störungsbild erfasst, dass sich in jedem einzelnen Fall immer auch etwas anders darstellen kann.

Diagnosekriterien für Abhängigkeit nach DSM-IV:

„Ein unangepasstes Muster von Substanzgebrauch (Alkohol) führt in klinisch bedeutsamer Weise zu Beeinträchtigungen oder Leiden, wobei sich mindestens drei der folgenden Kriterien manifestieren, die zu irgendeiner Zeit in demselben 12-Monats-Zeitraum auftreten:

- *Entzugssymptome, die sich äußern in charakteristischen Symptomen der jeweiligen Substanz oder dieselbe Substanz wird eingenommen, um Entzugssymptome zu lindern.*
- *Toleranzentwicklung definiert durch:*
  - *Verlangen nach ausgeprägter Dosissteigerung für den gewünschten Effekt.*
  - *Deutlich verminderte Effekte bei fortgesetzter Einnahme derselben Dosis.*
- *Substanz wird häufig in größeren Mengen oder länger als beabsichtigt genommen.*
- *Anhaltender Wunsch oder erfolglose Versuche, den Substanzkonsum zu verringern oder zu kontrollieren.*
- *Viel Zeit wird aufgewendet für Aktivitäten, um die Substanz zu beschaffen, zu konsumieren und sich von der Wirkung zu erholen.*
- *Wichtige soziale, berufliche oder Freizeitaktivitäten werden aufgegeben oder eingeschränkt.*
- *Fortgesetzter Substanzkonsum trotz Kenntnis eines anhaltenden oder wiederkehrenden körperlichen oder psychischen Problems.“*

Ganz offensichtlich gibt es jedoch zwischen den einzelnen Kriterien einen engen Zusammenhang, so dass oft mit zunehmendem Schweregrad auch die Zahl der zutreffenden Symptome steigt. Deshalb wird im DSM-IV eine „leichte", „mittelschwere" und „schwere" Abhängigkeit nach der Anzahl der jeweils zutreffenden Symptome unterschieden.

Schweregrade von Abhängigkeit nach DSM-IV:

„Leicht: *Wenn überhaupt, dann nur wenige Symptome zusätzlich zu denen, die erforderlich sind, um die Diagnose zu stellen; Symptome führen lediglich zu leichter Beeinträchtigung im Beruf, in sozialen Bereichen und zwischenmenschlichen Beziehungen.*

Mittel: *Symptome oder funktionelle Beeinträchtigung zwischen „leichter" u. „schwerer" Ausprägung.*

Schwer: *Viele Symptome zusätzlich, wobei diese Beruf, soziale Aktivität und zwischenmenschliche Beziehungen deutlich beeinträchtigen."*

Merkenswert: Die aufgelisteten Kriterien des ICD-10 und des DSM-IV sowie das vorgesehene Verfahren für das Stellen der Diagnose „Abhängigkeit" verdeutlichen, dass es sich bei dieser Störung nicht um eine (somatische) Krankheit im engeren Sinne handelt. „Abhängigkeit" muss eher als ein Konstrukt verstanden werden, mit dem festgelegt wird, welche Symptome in welchem Toleranzbereich als die substanzbezogene Störung „Abhängigkeit" gelten sollen. Bei der Diagnosestellung spielt weder die absolute Menge der konsumierten psychoaktiven Substanz noch die Konsumhäufigkeit eine Rolle – Vorstellungen, die sich meist im laienhaften Suchtkonsens der Bevölkerung wiederfinden. In den professionellen Diagnoseschemata wird vielmehr Bezug genommen auf mit dem Konsum verbundene physische, psychische und soziale Probleme und das Ausmaß dabei auftretender pathologischer bzw. normabweichender Muster.

Ungeachtet des Bemühens um Vereinheitlichung, Versachlichung und Objektivierung einer Urteilsfindung in Zusammenhang mit der Diagnose „Abhängigkeit" bleiben bei der Einschätzung der vorgegebenen einzelnen Parameter erhebliche Spielräume für subjektive Urteile und soziokulturelle Auffassungen zur Akzeptanz bestimmter Phänomene. Gutachter aus unterschiedlichen Kulturkreisen kommen deshalb oft zu unterschiedlichen Urteilen, wenn sie für ein und dieselbe Person eine Diagnose stellen.

6.8 „Abhängigkeit“ und die besonderen Anforderungen an diese Diagnose

Die Diagnose „Abhängigkeit“ unterscheidet sich in vielerlei Hinsicht und sehr grundsätzlich von der Art und Weise, wie im Allgemeinen eine somatische Erkrankung festgestellt wird (vgl. Degkwitz 1999).

Keine dingliche Eigenschaft einer Person

Eine hervorstechende Besonderheit ist, dass „Abhängigkeit“ *„keine verdinglichte Eigenschaft einer Person“* ist. Deshalb lassen sich keine einzelnen physischen Parameter benennen, die zweifelsfrei eine Abhängigkeit anzeigen: Laborwerte unterstreichen, dass diese oder jene Substanz konsumiert wurde; Vergiftungen, Überdosierungen oder Verwundungen zeigen an, dass ungeeignete Substanzen und/oder in ungeeigneter Weise konsumiert wurden; körperliche Folgeschäden signalisieren, dass über eine lange Zeit problematisch konsumiert wurde; Anzeichen eines körperlichen Entzugs allein reichen nicht aus, um diese Diagnose zu stellen usw. Wirklich sichtbar und damit erkennbar wird das Phänomen „Abhängigkeit“ erst, wenn mentale Einstellungen/Dispositionen der Konsumenten in Form eines drängenden Konsumwunsches und äußere Gegebenheiten aufeinandertreffen, die unabhängig von ihrer Angemessenheit als Konsumgelegenheit genutzt werden und beim Konsumenten ein *„zwanghaft erscheinendes Handlungsmuster“* wie zum Beispiel einen wenig kontrollierten Konsum auslösen (gierig, hastig, überstürzend).
Insofern kann Abhängigkeit auch als ein Phänomen verstanden werden, *das nur an Hand der Konsumpraxis beobachtbar* (in Handlungen beim Aufeinandertreffen von Disposition und Gelegenheit), nicht aber an einzelnen objektivierbaren Merkmalen feststellbar ist. Hieraus erklärt sich auch, warum für viele das abstinenzorientierte Drogenhilfesystem ein attraktives Tätigkeitsfeld ist – abhängige und nicht komorbide Klienten zeigen, wenn sie nicht konsumieren, keine weiteren pathologischen Störungen, sondern weitgehend normale Handlungsweisen.

Verfestigung eines Handlungsmusters

Eine weitere Besonderheit der Diagnose „Abhängigkeit“ ist, dass damit ausdrücklich *regelmäßige/sich wiederholende Aspekte der Lebenspraxis* und deren Einbindung in andere Lebensbereiche in den Blick genommen werden. „Abhängigkeit“ ist insbesondere solchen Handlungsmustern vorbehalten, die derart generalisiert sind/ständig wiederholt werden, dass die normalerweise vorhandene Flexibilität der Betroffenen in den verfügbaren Mustern ihres Handelns erheblich eingeschränkt oder verloren gegangen ist. Auf diese Weise können sich stereotype Routinen nicht nur hinsichtlich der gewählten Substanz, sondern auch der Konsumtechnik, der Konsumsituation usw. entwickeln. Diese sind dem Betroffenen oft gar nicht mehr bewusst, sondern treiben ihn – wie in einem Hamsterrad – immer das Gleiche zu tun.

Mit einer solchen Verfestigung des Handlungsmusters gehen oftmals Einschränkungen in der willentlichen Steuerung einher, die sich auch in verminderten Kontrollfähigkeiten niederschlagen können. Diese können nur aufgelöst werden, wenn Routinen, die im Unbewussten versunkenen sind, dem Bewusstsein wieder zugänglich gemacht werden und die praktische Logik des Handelns vom Betroffenen wieder erkannt wird. Wie wenig nachvollziehbar es auch einem Außenstehenden erscheinen mag, in der Regel speist sich die Logik der stereotypen Muster daraus, dass diese für den Konsumenten so funktional sind, dass die damit auch verbundenen Probleme eher als nicht gewollte Sekundäreffekte hingenommen werden. Insofern gilt es nicht nur, diesen Mustern auf die Spur zu kommen, sondern zugleich auch passende alternative oder komplementäre Muster zu entwickeln, um sich von den bis dahin gelebten Routinen lösen zu können. So reicht es oft nicht, einem abstinenzwilligen Raucher zu empfehlen, doch einfach seine Zigarette wegzulassen. Gefordert ist damit ein Verzicht, der in den alltäglichen Routinen, zu denen die Zigarette für ihn nun mal gehört, immer wieder als Kraftanstrengung wahrgenommen wird: Der Kaffee ohne Zigarette erzeugt Wehmut und Trauer. Leichter wird es dagegen, wenn die gesamte Routine verändert wird, so dass sich das Fehlen einer geliebten Gewohnheit nicht als so bedrückend in das Bewusstsein schieben kann.

Verstoß gegen kulturell übliche Muster

Eine bemerkenswerte Eigenheit von „Abhängigkeit“ ist, dass diese Diagnose dann gestellt wird, wenn mit dem Konsum psycho-aktiver Substanzen *kulturell übliche Muster verlassen* werden. Diese betreffen einerseits die Gestaltung des Konsums psycho-aktiver Substanzen selbst (z. B. in größeren Mengen als üblich, Substanzen, die in einer Kultur nicht erlaubt sind, Einnahmeformen wie das Spritzen von Genussmittel, die in einer Kultur nicht praktiziert werden usw.). Für die Diagnose relevant werden aber auch kulturell unübliche Muster im Entwickeln individueller und kollektiver Probleme, die in einen Zusammenhang zum Konsum psycho-aktiver Substanzen gebracht werden (können) und so gravierend sind, dass es zu erheblichen Behinderungen in der Gestaltung des Lebens und der Entfaltung der Persönlichkeit kommt. Wo genau jeweils die Messlatte dafür gelegt wird, ob ein Handeln noch als normenkonform „durchgeht“ oder als Abweichung nicht nur beurteilt, sondern sogar sanktioniert wird, ist in Kulturen, Milieus, Gruppen, Generationen und Geschlechtergruppen unterschiedlich – Bezüge, denen auch derjenige unterliegt, der die Diagnose stellt. Man denke nur daran, wie unterschiedlich starkes Alkoholtrinken bei Männern und Frauen gewertet wird. Insofern ist das Urteil, von dem ab von „Abhängigkeit“ gesprochen wird, immer historisch, sozialstrukturell und subkulturell geprägt. Auch dies ist eine Besonderheit, die die Diagnose „Abhängigkeit“ von Diagnosen anderer Erkrankungen gravierend unterscheidet.

Abhängigkeit definiert Stigmata

Die subjektiven Spielräume, die trotz aller Regelungen zum Verfahren bei der Diagnosestellung von „Abhängigkeit“ weiterhin gegeben sind, haben zur Folge, dass die Beurteilung als „abhängig“ auch missbraucht werden kann, um die soziale Existenz von Menschen zu zerstören, die in bestimmten sozialen Bezügen unerwünscht sind, durch unangepasstes Verhalten stören oder auch nur normabweichende Konsumgewohnheiten haben (z. B. Cannabis-, Kokainkonsum), ansonsten aber weitgehend angepasst leben. Auf die Relevanz dieser Zusammenhänge verweist u. a. die Tatsache, dass das Krankheitsbild „Trunksucht“ Ende des 19. Jahrhunderts als „typischerweise in unterprivilegierten sozialen Gruppen vorkommend“ definiert, während der hohe Alkoholkonsum des aufstrebenden Bürgertums übersehen wurde; dass der Konsum illegalisierter psycho-aktiver Substanzen durch rebellierende Jugendliche in den 60er und 70er Jahren unbesehen als Missbrauch definiert und deshalb therapiert wurde, wobei den opponierenden Konsumenten die erwünschten Vorgaben zu ihrem Lebensstil aufgenötigt wurden usw. Sensationsberichterstattungen über den Kokain- oder Cannabiskonsum von Menschen, die im öffentlichen Interesse stehen und die damit ausgelösten sozialen Konsequenzen (Verlust ihrer Positionen) unterstreichen, dass die Zuweisung der Diagnose „Abhängigkeit“ bis heute ein schwerwiegendes Stigma ist.

Merkenswert: Die Diagnose „Abhängigkeit“ ist mit vielen Zuschreibungen von negativen Charaktereigenschaften an die Betroffenen verbunden, die ihrerseits zu Verachtung und sozialem Ausschluss führen. Noch immer populärer Erklärungsmodelle für Abhängigkeit legen zudem nahe, dass sich aus der gestellten Diagnose

für den Betroffenen lebenslang Konsequenzen ergeben. Diese beziehen sich nicht nur auf den Umgang mit psycho-aktiven Substanzen, sondern nehmen weit darüber hinaus Einfluss darauf, welche Möglichkeiten der Gestaltung des Lebens als legitim und welche als nicht legitim gesehen werden (z. B. das Naschen einer Weinbrandbohne, das Essen eines in Wein eingelegten Bratens, die Teilnahme an einer geselligen Kneipenrunde ohne eigenen Alkoholkonsum).

Diese Erklärungsmodelle beinhalten zudem oft theoretische Konstruktionen (z. B. Krankheitsuneinsichtigkeit, Verleugnungstendenzen als typische Persönlichkeitsmerkmale), die den Betroffenen nur wenige Möglichkeiten lassen, sich gegen Vor- und Falschurteile zu wehren, die bei der Handhabung einer so auslegungsfähigen Diagnose immer auch vorkommen können. In diesem Sinne werden den Betroffenen Klage- und Kritikfähigkeiten weitgehend abgesprochen, wodurch sie dem therapeutischen Agieren ohne größere Chancen zu einer Gegenwehr ausgeliefert sind.

Achtsamkeit beim Umgang mit der Diagnose „Abhängigkeit"
In Anbetracht der gravierenden Konsequenzen, die die Zuschreibung von Abhängigkeit für die Betroffenen ein Leben lang hat, müssen für die Arbeit mit dieser Diagnose *Prinzipien der Achtsamkeit* gelten:

- Mit der Diagnosestellung „Abhängigkeit" ist sorgsam umzugehen – sie hat oft lebenslange Bedeutung für den Betroffenen und ist mit vielen Einschränkungen verbunden: Daraus ergib sich die *Sorgfaltspflicht* für alle Beteiligten.
- Vorschnelle Urteile über unangepassten Drogenkonsum auf der Grundlage eigener Gefühle und Befindlichkeiten sind (selbst)kritisch zu hinterfragen: Daraus ergibt sich die *Pflicht aller Beteiligten zur kritischen Selbstreflexion.*
- Bei der Diagnosestellung hat sich jeder streng an den vorgegebenen Diagnosestandards zu orientieren: Daraus ergibt sich für alle Beteiligten die *Pflicht zur Objektivität.*
- Vor der Übernahme einer Diagnose von anderen Kollegen ist zu prüfen, ob dieses Urteil vor dem Hintergrund des allgemeinen laienhaften Suchtkonsens oder auf der Grundlage professioneller Diagnoseschemata gefällt wurde: Daraus ergibt sich für alle Beteilig-

ten eine *Prüfpflicht in Bezug auf die Professionalität der Diagnosestellung,* bevor diese übernommen wird.

6.9 Nach- und Weiterlesenswert

Corti, E. Conte (1939): Die trockene Trunkenheit. Ursprung, Kampf und Triumpf des Rauchens, Leipzig

Cousto, H. (2010): Suchtmittel – Unwort von Präventionisten. In: http://blogs.taz.de/drogerie/tag/suchtpolitik/ vom 07.09.2010

Degkwitz P. (1999): „Abhängig" oder „selbstbestimmtes Individuum"? Anmerkungen zur Auseinandersetzung um das Verständnis von Drogenkonsum und -abhängigkeit. In: Stöver, H. (Hrsg.) Akzeptierende Drogenarbeit - Eine Zwischenbilanz. Freiburg, S. 38-56

Dilling, H., Mombour, W., Schmidt, M. (2005)(Hrsg.): Internationale Klassifikation psychischer Störungen. ICD-10, Kapitel V (F) Klinisch-diagnostische Leitlinien, (ICD 10 = Multiaxiales Klassifikationsschema für psychische Störungen der WHO), Bern

Gölz, J. (1999): Der drogenabhängige Patient. Handbuch der schadensmindernden Strategien, München

Herwig-Lempp, J. (1994): Von der Sucht zur Selbstbestimmung. Drogenkonsumenten als Subjekte, Dortmund

Meyer, St. (2010): Diakonie-Geschichte: Suchtkrankenhilfe. In: http://www.diakonie-geschichte.de/71_273.html vom 05.03.2010

Quensel, S. (1991): Substanz und Bedeutung des Drogenkonsums – eine Einleitung. In: Kappeler, M. (1991): Drogen und Kolonialismus – Zur Ideologiegeschichte des Drogenkonsums. Frankfurt/M., S. 9-16

Rosta, J. (1998): Alkoholismus in Skandinavien und Deutschland. Eine mentalitätsgeschichtliche und soziologische Studie. Frankfurt/M.

Sachsse, C., Tennstedt, F. (1980): Geschichte der Armenfürsorge. in Deutschland. Vom Spätmittelalter bis zum 1. Weltkrieg, Stuttgart

Sass, H., Wittchen, H.-U., Zaudig, M. (1996): Diagnostisches u. Statistisches Manual psychischer Störungen DSM-IV, (DSM IV = Diagnostic and Statistical Manual of Mental Disorders (Diagnostisches und statistisches Handbuch psychiatrischer Störungen der Psychiatrischen Vereinigung Amerikas)), Hogefe

Spode, H. (1994): Vom Archaischen des Gelages. Warum auch der Bierrausch ein Kulturgut ist. In: Folio der Zeitschrift Neue Züricher Zeitung 8(1994). In: http://www.nzzfolio.ch/www/d80bd71b-b264-4db4-afd0-

277884b93470/showarticle/7c1de742-aae1-4970-8669-95c2363759a8.aspx vom 25.02.2010
v. Ploetz, K. (2008): Sucht im Sinn. Geesthacht
Völger, G., V. Welck, K. (1981): Rausch und Realität – Drogen im Kulturvergleich, insbesondere Band 1
Weber, G./Schneider, W. (1992): Herauswachsen aus der Sucht illegaler Drogen. Düsseldorf
WHO (1964): Expert Committee on Addiction-Producing Drugs: WHO Technical Report Series 14. Report, Genf

7 Der geglückte Umgang mit psycho-aktiven Substanzen: Ein Angebot für einen Diskurs um einen sozial und persönlich integrierbaren Konsum psycho-aktiver Substanzen

Wenn es bisher um die unterschiedlichen Formen des Drogenkonsums ging, wurde als ein wesentliches Merkmal eines Drogengebrauchs herausgestellt, dass ein solcher Umgang mit psycho-aktiven Substanzen in das persönliche und soziale Leben des Konsumenten *integrierbar* und mit anderen Lebenstätigkeiten und den Möglichkeiten und Herausforderungen anderer Lebensbereichen *vereinbar* sein müsse. Zweifellos ist dies eine sehr grobe Beschreibung für Kriterien, an denen sich der Konsum psycho-aktiver Substanzen messen lassen muss und an denen darüber befunden werden soll, ob dieser als Drogengebrauch zu akzeptieren oder als Missbrauch zu kritisieren sei. Eine Einladung zum Mitdenken und eine Hilfestellung zur Reflexion und Diskussion des Drogenkonsums mit den jeweiligen Konsumenten und mit betroffenen Personen des sozialen Umfeldes brauchen ausführlichere Argumente. Diese sollen im Folgenden mit dem Begriff „geglückter Konsum psycho-aktiver Substanzen" entwickelt werden[36].

7.1 Glück als kaum diskutierte Kategorie

In den wissenschaftlichen und politischen Debatten um Lebensentwürfe ist Glück als Ziel von Maßnahmen und Gestaltungsversuchen eine kaum gehörte, wenig diskutierte und fast vergessene Kategorie (Noack 2006, S. 202). Meist kreisen die Bestrebungen eher um gesellschaftliche Vorgaben und soziale Ziele wie frei, mündig, emanzipiert, selbstbestimmt, mit gesicherten Grundrechten ausgestattet, Würde, Entfaltung der Persönlichkeit, möglicher Grad an sozialem, geistigem und leiblichem Wohlbefinden u. ä.

Dabei ist ein so subjektives Streben wie das nach Glück-Haben und Glücklich-Sein für den Einzelnen und sein persönliches Mühen von zentraler

---

[36] Diese Gedanken wurden erstmalig im „Lehrbuch Suchtprävention – von der Drogennaivität zur Drogenmündigkeit" (erschienen 2008 im Verlag Neuland) ausführlich dargelegt und werden an dieser Stelle für den Diskurs nochmals aufgegriffen.

Bedeutung. Es scheint bisher nur ungenügend beachtet, dass vom Glücksstreben des Einzelnen eine geradezu ultimative motivationale Kraft ausgeht.

Glück hat Eigen-Sinn, der nicht normierbar ist

Vielleicht ist es die enorme Subjektivität der Vorstellungen von Glück, durch die sich „Glück“ schlecht allgemeingültig beschreiben lässt und fast immer diffus bleibt; vielleicht ist es die damit einhergehende Unsicherheit/Unberechenbarkeit des Glücksstrebens des Einzelnen, das sich allen Versuchen einer Normierung weitgehend widersetzt und vielleicht sind es die geradezu intimen individuellen Wege zum Glück, die diesen Bezügen so viel Eigen-Sinn geben, dass selbst gutgemeintes Eingreifen, Lenken und Leiten beinahe hoffnungslos anmutet. Es gibt offensichtlich viele Gründe, die erklären, warum „Glück“ oder „geglückt“ als Ziele, Kategorien oder als zentrale Bezugspunkte für den gesellschaftlichen Gestaltungswillen fast nie eine Rolle spielen. Dort, wo diese doch auftauchen oder angesprochen werden, stehen sie permanent in der Gefahr, als zu kleinteilig, zu individuell, zu wenig greifbar, zu wenig klar, zu wenig stabil, zu subjektiv diskreditiert oder in die Ecke typisch theologischer Dispute verwiesen zu werden.
Es ist jedoch zu bedenken, dass der Umgang mit psycho-aktiven Substanzen wesentlich darauf Einfluss nimmt, wieweit das Leben in eine positive Richtung gelenkt werden kann, dieses bereichert und persönliches Glück zulässt. Zudem wird die Art des Konsums deutlich vom Eigensinn der Konsumenten geprägt: Durch die Wahl der pharmakologischen Wirkmuster, durch Dosierung, Set, Setting, angestrebte Funktionen und Bezüge zum Alltag erfolgt eine sehr persönliche Art der Integration in den individuellen Lebensstil. Diese Umgangsformen hängen zwar auch von der sozialen Position ab, in die der Einzelne hinein geboren wurde und in die er hinein gestrebt ist. Dem Einzelnen stehen dabei jedoch wesentliche individuelle Gestaltungsmöglichkeiten offen.
Eine Thematisierung des Konsums psycho-aktiver Substanzen unter den Stichworten „geglückt“ und „nicht geglückt“ ist auch deshalb wichtig, weil der Drogenkonsum in Debatten um „Glück“ eingeflochten wird. Allerdings wird er darin, wie viele andere Formen des Konsumierens auch, ausschließlich in der Bewertung als geborgtes Glück, Glücksersatz, Scheinglück, Glückssurrogat diskutiert, während ihm ein eigener Beitrag zu Glück und geglücktem Leben in der Regel abgesprochen wird.

Das Glück hat viele Seiten

Für die Erarbeitung von Aspekten eines „geglückten Umgangs mit psycho-aktiven Substanzen" sollen zunächst die unterschiedlichen Zustände und Befindlichkeiten in den Blick genommen werden, die Menschen mit „Glück" verbinden.

Dazu wird auf eine Systematisierung von *Noack* zurückgegriffen (vgl. Noack 2006, S. 202). Er gliedert „Glück" zunächst danach, ob es sich um einen äußeren Zustand (Haben-Modus) oder einen inneren Zustand (Seins-Modus) handelt. Diese beiden Grundformen werden wiederum in eher aktive und passive Arten unterschieden, so dass letztlich eine Typologie von „geglückt" und „nicht geglückt" entsteht (ebenda):

- *Glück-Haben in seiner passiven Form:* Das Gefühl von Glück fällt mir zu.
- *Glück-Haben in seiner aktiven Form:* Ich erlebe/suche mein Glück in verschiedenen Bereichen und Möglichkeiten, die das Leben bietet.
- *Glücklich-Sein in seiner passiven Form:* Ich bin zufrieden und glücklich durch mein In-der-Welt-Sein.
- *Glücklich-Sein in seiner aktiven Form:* Ich erlebe Glück durch die Art, wie ich in der Welt agiere.
- *Glücklich-Machen in seiner aktiven Form:* Ich mache jemanden glücklich.
- *Glücklich-Machen in seiner passiven Form:* Jemand macht mich glücklich.

An Hand dieser Aspekte von „Glück" sollen Perspektiven erarbeitet werden, die einen sozial und persönlich integrierbaren Konsum psycho-aktiver Substanzen beschreiben. Diese stellen wichtige Gesichtspunkte einer Bewertung des Drogenkonsums von außen dar; die Betrachtungen zu einem „geglückten Umgang mit psycho-aktiven Substanzen" gehen aber darüber hinaus und nehmen auch die subjektive Beurteilung durch den Konsumenten selbst in den Blick. Sie sind damit weit umfassender und detaillierter. Beim Durchdenken der jeweiligen Bezüge wird sich der waghalsig anmutende Griff nach der vergessenen Kategorie „Glück" durchaus als hilfreich und produktiv erweisen.

Wie also lassen sich aus diesen Glückstypen Bewertungsmaßstäbe ableiten für einen „geglückten" Umgang mit psycho-aktiven Substanzen?

7.2 „Noch einmal Glück gehabt“ – Der geglückte Konsum ein Zufall?

7.2.1 Konsum zwischen Chance und Herausforderung

„Noch einmal Glück gehabt“: Unter diesem Motto wird der Umgang mit psycho-aktiven Substanzen wohl am häufigsten behandelt. Mit Blick auf die klaffende Lücke zwischen diversen Herausforderungen, die der Konsum dieser Substanzen hat, und den oft nicht ausreichenden Fähigkeiten, Fertigkeiten und Erfahrungen der Konsumenten für eine gekonnte Handhabung, scheint es in bestimmten Situationen wie ein glücklicher Zufall, dass die möglichen Risiken und Gefahren – das Unglück – nicht eingetreten sind, alles einen guten Ausgang genommen hat und das Leben des Konsumenten weiterhin in eine positive Richtung laufen kann.

Vorsicht substanzfixiert!

Unübersehbar liegen auch diesen Debatten oft substanzfixierte Ideen zugrunde. Diese gehen von der Annahme aus, dass psycho-aktive Substanzen Bemächtigungskräfte besäßen, die sich kaum kontrollieren und steuern ließen. Folgerichtig gilt der unbeschadete Konsum als ein glücklicher Zufall, weil er ein nie kalkulierbares Ergebnis des Handelns sei und deshalb als unwägbar und unbeständig gelten müsse. Diese popularisierten Annahmen bestätigen also scheinbar das allgemeine Paradox dieser Form des Glücks *„...dass es dem Wunsch und Willen des Menschen entspricht, aber zugleich durch den Willen nicht erlangt werden kann, weil es zufällig passiert.“ (Noack 2006, S. 203)* Gefördert werden so höchst problematische Ansichten, nach denen der geglückte Konsum, der zweifelsfrei vom Konsumenten gewünscht wird, von diesem nie verlässlich realisiert werden könne.

7.2.2 Was das mit dem „geglückten Umgang mit psycho-aktiven Substanzen“ zu tun hat?

In Hinblick auf das Ziel, einen geglückten Umgang mit psycho-aktiven Substanzen realisieren zu können, ist Vorstellungen entgegen zu treten, in denen die passive Idee von „Glück-gehabt“ dominiert.

Es gilt zu vermitteln, dass das Vertrauen auf Glückszufälle beim Umgang mit psycho-aktiven Substanzen unangemessen ist; dass ein solcher naiver Glaube sogar den Einzelnen und sein Streben nach Glück bedroht. Hilfreiche Glückszufälle sind beim Substanzkonsum zu wenig verlässlich, oft auch sehr flüchtig und zu selten, als dass darauf Strategien für einen Umgang mit psycho-aktiven Substanzen aufgebaut werden könnten.

Merkenswert: In die Auseinandersetzung mit Konsumenten muss die Erkenntnis rücken, dass für einen geglückten Konsum jeder verantwortlich ist und er dafür aktiv handeln muss. Wesentliche Voraussetzung ist das Vermögen, die Wirklichkeit so wahrzunehmen, wie sie ist. Nur so lassen sich Entscheidungen für ein Tun treffen, das im Grunde auch gewollt ist und mit Respekt vor sich selbst und ohne andere dabei zu schädigen/verletzen realisiert wird.

7.3 „Ich find' das Glück im Wein allein!"

7.3.1 Die Suche nach Glück im Substanzkonsum?

Je stärker der Umgang mit einer psycho-aktiven Substanz in die Kultur integriert ist, um so mehr machen Konsumenten alltäglich die Erfahrung, dass sie mit einem gekonnten Konsum nicht nur Gefühle von Unglück und Missbefinden zumindest zeitweise mildern können, sondern sich oft beschworene, ungünstige Effekte und Einflüsse auch vermeiden lassen. Die Alltagspraxis bestätigt jedoch nicht nur, dass mit dem Konsum Negatives gemildert oder vermieden werden kann, sondern sich darüber hinaus sogar Positives anstreben und realisieren lässt.

Einfach und bequem zum Glück?

Wenngleich das Faktum „Substanzkonsum als Möglichkeit für Glück" in der westlichen Gesellschaft offiziell mit Unbehagen wahrgenommen und kommentiert wird, vermitteln die Alltagserfahrungen unabweisbar: Je gekonnter der Umgang mit psycho-aktiven Substanzen ist, umso mehr schält sich dieser als eine Möglichkeit heraus, positive Effekte in Form von Glücksgefühlen erschließen und pflegen zu können. Diese ergeben sich nicht allein aus Momenten des Genießens unmittelbarer psycho-aktiver Wirkungen, sondern lassen sich darüber hinaus auch aus weniger direkten Bezügen erschließen, die durch den Substanzgenuss möglich werden (z. B. über Substanzkonsum vermittelte Einsichten, Gemeinschaftlichkeit usw.).

Die Vehemenz, mit der in Verlautbarungen der Konsum psycho-aktiver Substanzen als Glücksmöglichkeit ignoriert, in Abrede gestellt oder auch aggressiv verneint wird, hat wohl vor allem damit zu tun, dass die Alltagspraxis fast aller Konsumenten bestätigt, dass Glücksgefühle damit in der Regel relativ passiv und einfach erworben werden können.

Nachdenkenswert: Man kann über den Konsum psycho-aktiver Substanzen Glückgefühle erleben, ohne dabei einen unbequemen Weg gehen zu müssen, ohne fleißig zu sein, deutliche Anstrengungen aufzubringen, einen Aufschub an Wohlbefinden und Genuss hinzunehmen oder sich dafür Entsagungen aufzubürden – es reicht allein die richtige Handhabung einer Substanz. Einige Formen von Rausch haben zudem ausdrücklich einen regressiven Charakter, wodurch die bereits erreichte psychische und soziale Entwicklung der Persönlichkeit zumindest zeitweise und dann oft auch sehr komplex verloren geht (z. B. bei massiver Trunkenheit, ausgeprägter Rauschpsychose unter Halluzinogenen, höchst eingeschränktem Reaktionsvermögen unter Opiaten oder Desorientierung und Wirklichkeitsverlust unter Amphetaminen).

Wohl vor allem deshalb wird der Konsum psycho-aktiver Substanzen gegenwärtig mit dem medizinischen Begriff „Drogenkonsum" eher diskreditiert und als Möglichkeit, sich Gefühle von Glück zu erschließen, kaum akzeptiert. Allerdings verdeutlicht ein Blick in die Vergangenheit, in andere Kulturen und selbst in heutige subkulturelle Bezüge, dass die Legitimität einer Glückssuche im Konsum psycho-aktiver Substanzen keineswegs immer und überall in Frage gestellt wird. Das Urteil dazu hängt vielmehr davon ab, wie das Normensystem in der Gesellschaft als Ganzes und in den jeweils relevanten Milieus, sozialen Bezügen und Gemeinschaften aussieht[37].

Glück im Konsum finden: Veränderungen in der Akzeptanz?

Mit Blick auf die zurückliegenden fünfzig Jahre wird für unsere westliche Gesellschaft ein genereller Wertewandel konstatiert, der in der Relativierung einer pflichtbewussten Lebensführung und als Bedeutungsgewinn von Lebensgenuss beschrieben wird. Beklagt wird dabei insbesondere, dass sich die Suche nach Glück eher in den Freizeitbereich verlagert (u. a. Noelle-Neumann 1997).

Es zeigt sich jedoch, dass dieser Lebensbereich zweifellos durch unterschiedliche und zum Teil sehr gegenläufige Trends geprägt ist. Vor dem

---

[37]Erinnert sei beispielsweise an die Dionysischen Rituale und ekstatisch gefeierten Bacchanalen, die mit Bezug auf die griechische Götterwelt organisiert wurden und in denen man ausdrücklich das Wilde, die ungebändigte Natur, die Entfesselung und das Orgiastische zuließ und zelebrierte.

Hintergrund einer unterschwellig fortexistierenden Pflichtethik kritisiert man nicht die neue Körperorientierung und die Beschleunigung von Mobilität und Flexibilität, mit der sich die Menschen aktiv neue und immer weitergehende persönliche Informations-, Bildungs- und Entwicklungsmöglichkeiten erschließen. In die Kritik gerät vor allem die sogenannte „Spaßgesellschaft" und die damit zusammenhängenden Beschäftigungen wie Entspannen/Relaxen, „Wellness/Rasten", Ruhen, Faul-Sein, Nichts-Tun, Unterhaltung und Zeitvertreib, durch die Freizeit deutlich hedonistische Züge erhält (vgl. u. a. ebenda).
Aus diesem Strang der Entwicklung des Freizeitverhaltens kann geschlussfolgert werden, dass mit dem gegenwärtig beobachtbaren Kulturwandel ein Stück von einer ausschließlich aktivitätsbezogenen Kultur abgerückt wird: Eine Kultur, in der Normen in Bezug auf zweckrationales Handeln, „Ruhelosigkeit", Rastlosigkeit, Aktiv-Sein, zuordenbare Ergebnisse und aktive Selbstverwirklichung hoch ausgeprägt sind und selbst für bestimmte Lebensphasen (z. B. Kindheit oder Alter) und/oder Lebensbereiche (z. B. Erholung, Freizeit) nicht relativiert werden (vgl. Kluckhohn, Strodtbeck 1961, S. 17 ff).
Mit dem Zulassen von „Spaß" und Lebensfreude als legitime Ansprüche erhalten Lebenslust, freier Sinnesgenuss, Rasten und Entschleunigung durch Rückbezug auf natürliche Rhythmen und Zeittakte einen höheren Stellenwert und entsprechende Lebensbezüge eine gewisse gesellschaftliche Akzeptanz. Insofern sei als Prognose gewagt: Je mehr Nichtstun, Ruhe und Passivität zu gesellschaftlich akzeptierten Formen für das Streben nach Glück werden – und sei es nur für bestimmte Lebensbereiche oder Lebensabschnitte – umso mehr wird sich auch eine gewisse Akzeptanz des Substanzkonsums als Möglichkeit für Glück-Haben, zumindest für ausgewählte Orte und Zeiten, durchsetzen. Moderne Kulte, die sich um den inszenierten Genuss von Essen und Trinken ranken (u. a. die Stilisierung der kulinarischen Zubereitung von Speisen und Getränken zu öffentlichen Themen, das Propagieren eines kenntnisreichen Genusses von Weinen und Spirituosen) können als Belege für diese Prognose gelten.

Nachdenkenswert: Wie immer man dies vor seinem eigenen Wertehorizont beurteilen wird, Strategien zur Verminderung von Drogenproblemen durch Förderung eines geglückten Substanzkonsums müssen sich mit diesen Trends auseinandersetzen und in ihre Überlegungen einbeziehen. Mit Blick auf die gesellschaftlichen Realitäten scheint es geraten, diese Entwicklungen anzuerkennen. Es wäre ein

elementarer Fehler, allein im Rahmen des gesellschaftlichen Mühens um ein Verhindern von Drogenproblemen dagegen anzukämpfen und ausgerechnet in diesem Bereich eine Entwicklung aufhalten zu wollen, die in anderen Bereichen längst angekommen ist.

Fokussierung auf eine Glückssuche allein im Konsum: Ein Problem

Eine Debatte über die Legitimität von Glückssuche darf jedoch nicht aus den Augen verlieren, dass der Umgang mit psycho-aktiven Substanzen nicht ein abspaltbarer, parzellierbarer Teil des Lebens ist. Deshalb kann der Substanzkonsum auch nicht für sich allein stehen und auch nicht nur mit Bezug auf sich selbst als geglückt gewertet werden. Vielmehr ist dieser, wie alle Lebenstätigkeiten auch, in den wechselseitigen Bezug zu all den anderen Möglichkeiten für Glück eingebunden, die vom Einzelnen erstrebt werden können.

Was ist „gutes" Leben?

Und damit sind Fragen nach dem Sinn menschlichen Lebens und nach den Vorstellungen von einem „guten Leben" angeschnitten! Diese wurden in der Menschheitsgeschichte höchst unterschiedlich beantwortet. Viele Autoren kamen bei ihrem Nachdenken zu dem Schluss, dass das Tätig-Sein wichtiges Merkmal eines sinnerfüllten Menschenlebens sei:[38] *„Glücksgefühle entstehen nicht durch das konsequente Vermeiden von Anstrengung und durch einfaches Nichtstun. Nicht Bequemlichkeit macht glücklich, auch nicht die Vermeidung von Anstrengung ... Diese erzeugen Langeweile, die gleichsam verdünnter Schmerz ist. Glücksgefühle entstehen vielmehr durch Erfahrungen von Wachstum." (Noack 2006, S. 204)* Bis heute verweisen die schwerwiegenden Konsequenzen von Hospitalisierung und Prisonierung[39] ebenso wie die problematischen Folgen von Langzeitarbeitslosigkeit auf die besondere Bedeutung, die Beschäftigung, geistig-mentale Anregung, schöpferisches Tun, Freude an einer Vollendung von Werken sowie Gemeinsam-

---

[38] Besonders die Klassiker des Marxismus huldigten das aktive Dasein: Marx sprach sogar von einem elementaren Bedürfnis des Menschen nach Arbeiten (vgl. Marx 1844); Engels zeichnete die These von der zentralen Bedeutung von Arbeiten für die Menschwerdung des Affen nach (vgl. Engels 1962).

[39] Beide Begriffe verweisen darauf, dass durch eine lange reizarme und beschäftigungslose Unterbringung in einer totalen Institution wie beispielsweise im Zuge langer Inhaftierung, Krankenhausaufenthalte oder Heimunterbringung neben diversen physischen und psychischen Konsequenzen auch ein Verlust lebenspraktischer Fähigkeiten und Fertigkeiten eintritt.

keit und Aktion mit anderen für das physische, psychische und soziale Wohlbefinden des Einzelnen haben.
In diesem Zusammenhang ist in unserer Gesellschaft längst gesellschaftlich akzeptiert, dass sich Glücksmomente durch aktives Tun nicht nur über den Bereich der Erwerbsarbeit erschließen lassen; bestimmte Formen von Erwerbsarbeit beschränken sogar mehr als sie Möglichkeiten eröffnen. Derweil hat sich der Freizeitbereich zu einem Lebensbereich entwickelt, der nicht mehr durch die Notwendigkeit okkupiert wird, verausgabte physische und psychische Kräfte wiederherstellen zu müssen. Vielen Menschen bietet die Freizeit darüber hinaus Raum, sich nach ihren eigenen Vorstellungen sinnvoll zu beschäftigen, schöpferisch tätig zu werden, soziale Kontakte aufzubauen und sich geistig-mentale Anregungen zu verschaffen.

Aktivität und Anstrengung gegen Regression und Passivität?
Unabhängig davon, wo der Einzelne seine Möglichkeiten für Glück aktiv sucht, ist für die Charakterisierung eines „geglückten Umgangs mit psychoaktiven Substanzen" die Frage nach dem Verhältnis von Aktivität und Anstrengung einerseits und Regression und Passivität andererseits gestellt. Dies vor allem, weil für die konkrete Gestaltung des Substanzkonsums ein ausgesprochen ambivalentes Verhältnis gilt: Bestimmte Formen können Aktivität und Anstrengung fördern; andere Formen schließen das Aktivwerden in anderen Lebensbereichen aus und münden in einer, das Dasein zumindest zeitweise füllenden Regression und Passivität.
Mit Blick auf diese Ambivalenz kann man sich durchaus denjenigen Aussagen anschließen, die eine Glückssuche, die ausschließlich und allein nach Passivität, Sinnesgenuss, Bequemlichkeit und Vermeidung von Anstrengung strebt, als problematisch betrachten. Diese Wertung begründet sich nicht durch eine ideologisch gesetzte Pflichtethik, sondern mit Blick auf die vielfältig gegebenen Möglichkeiten, die dem Einzelnen für seine Suche nach Glück gegeben sind.

Nachdenkenswert: Weil mit einem, mit Regression und Passivität verbundenen Substanzkonsum wesentliche Bereiche des Glücks ausgeschlossen werden, besteht die besondere Gefahr, dass sich eine solcherart fixierte und auf Dauer gestellte Art der Glückssuche in ihr Gegenteil verkehrt und schließlich „unglücklich macht". Deshalb muss eine Suche nach Glück, die ausschließlich und allein nach Passivität, Sinnesgenuss, Bequemlichkeit und Vermeidung von Anstrengung strebt, als problematisch bewertet werden.

Werden diese Zusammenhänge auf das Phänomen „geglückter Umgang" bezogen, zeigt sich, dass bereits die Enttabuisierung und Entstigmatisierung der Suche nach Glück im Konsum psycho-aktiver Substanzen Aufmerksamkeit und Interesse darauf lenkt, wie diesem Ziel durch die Handhabung der richtigen Menge, der richtigen Substanz, für die richtige Person, zur richtigen Zeit und am richtigen Ort nahe gekommen werden kann und wie eventuelle Gefährdungen, Missstimmungen sowie ungewollte Akut- und Spätfolgen – kurz Unglück – für sich und andere vermieden werden können. Ein Handeln, das sich dem geglückten Umgang mit psycho-aktiven Substanzen verpflichtet, kann jedoch nicht allein bei einem Diskurs dieser Bezüge stehen bleiben.

7.3.2 Was das mit dem „geglückten Umgang mit psycho-aktiven Substanzen" zu tun hat?

Mit Substanzkunde ist es nicht getan!

Es muss sich darüber hinaus komplizierteren Zusammenhängen zugewendet werden: Der Einsicht, dass das Glück nicht allein im Konsum psycho-aktiver Substanzen gefunden werden kann und sich das Glücksstreben deshalb nicht darauf reduzieren und in diese Richtung vereinseitigen darf. Insbesondere in Konsumformen, die mit Müßiggang gekoppelt sind, weil in ihnen Passivität, Bequemlichkeit und Regression dominieren, trägt der Substanzkonsum die Gefahr in sich, den Weg in eine Leere einzuschlagen, die durch vermehrten Konsum nicht gefüllt werden kann.

Nachdenkenswert: Unter dem Aspekt „geglückter Umgang" sind auch Auseinandersetzungen zu führen, die dem Konsumenten helfen, seine Suche nach Glück über den Konsum psycho-aktiver Substanzen in Abwägung mit vielen anderen Glücksmöglichkeiten zu realisieren, dabei möglichst wenige Einschränkungen bei anderen Möglichkeiten für Glück zuzulassen und Glücksgefühle auch in aktiven, schöpferischen Anstrengungen, im sozialintegrativen Handeln und in der eigenen Entwicklung zu suchen.

7.4 „Sein inneres Glück finden“ und die Rolle des Substanzkonsums

7.4.1 Das Gefühl des Glücks, in der Welt zu sein

Wissenschaftliche Debatten unterstreichen, worauf die alltägliche Lebenspraxis der Menschen schon immer verweist: Eine wichtige Form des Glücks ist das innere Glück (vgl. Noack 2006, S. 204)! Damit sind Glücksgefühle angesprochen, die sich im Zuge der Auseinandersetzung des Menschen mit der Welt und seiner damit einhergehenden Reifung ergeben – ein Prozess, durch den der Mensch immer neue, als beglückend erlebte Fähigkeiten und Erfahrungen erwirbt und sich weitere Möglichkeiten eines positiven In-der-Welt-Seins erschließt (vgl. u. a. Erikson 1995, S. 241-270).

Das Besondere dieses Glücks ist zum einen, dass es nicht zentral von äußeren materiellen Bedingungen abhängt und zum anderen, dass es dem Einzelnen eher nebenher zufällt, während er Notwendigkeiten und Verpflichtungen nachgeht, an die nicht ausdrücklich Erwartungen an Glück gekoppelt werden. Weil sich diese Glücksmomente als durchaus gewünschte Nebeneffekte des Handelns einstellen, lässt es sich als passive Art des Glücklich-Seins charakterisieren (vgl. Noack 2006, S. 204).

Diese inneren Glücksgefühle ergeben sich vor allem aus (ebenda):

- Formen des Miteinanders (z. B. Vertrauen, Geborgenheit);
- Anerkennung (z. B. von erbrachten Ergebnissen oder als geschätzte Person);
- dem Erleben von Wechselseitigkeit (z. B. in der Begegnung mit anderen, in gemeinsamen Unternehmungen);
- Chancen für Selbstgestaltung und Identität (z. B. in der partnerschaftlichen Zweisamkeit, im Familienleben, durch Freizeitaktivitäten);
- Möglichkeiten für Intimität (u. a. genussvolle Sexualität, Liebe, Gemeinschaft, Lebensfreude);
- Generativität (u. a. in schöpferischer ganzheitlicher und allseitiger Entfaltung der eigenen Fähigkeiten und Begabungen, in der Anerkennung von hervorgebrachten Werken) und schließlich
- Gelegenheiten für Integrität, durch die der Einzelne die vielen Facetten seines Lebens zu einer integrativen Einheit zusammenfügt und damit sein Leben selbst als einmalig, wertvoll und zufriedenstellend beurteilen kann.

Unübersehbar ist, dass die Möglichkeiten und Strategien, inneres Glück zu erfahren, eher über eine gelungene aktive Auseinandersetzung des Menschen mit seiner Umwelt in Kombination mit der Tatsache entstehen und dass der Erfolg des Tuns auf verschiedene Weise bestätigt und zurückgemeldet wird.

Glückliche Menschen brauchen keine Drogen – wirklich?
Mit diesen Gedanken stellt sich folgerichtig die Frage, welche Beziehungen sich zwischen dem inneren Glücklich-Sein und dem Umgang mit psycho-aktiven Substanzen aufzeigen lassen? In den gegenwärtigen Debatten wird ein solcher Bezug in der Regel durch den Verweis hergestellt, dass Menschen, die dieses innere Glück gefunden haben, keine psycho-aktiven Substanzen brauchen, um Glücksmomente zu erleben. Zu hören ist aber auch der im Umkehrschluss: Nur unglückliche Menschen, die sich dieses innere Glück nicht erschließen können, hätten es nötig, sich Glück durch Drogen zu verschaffen. Insofern würde das Ausmaß des Glücks eines Sich-von-der-Welt-angenommen-Seins darüber entscheiden, ob und wie mit psycho-aktiver Substanzen umgegangen werde.

Nachdenkenswert: In solchen Aussagen wird davon ausgegangen, dass Formen des Glücks untereinander austauschbar seien bzw. ein bestimmter Mangel an Glück durch Substanzkonsum kompensiert werden könne – eine höchst fragliche These!

In diesem Zusammenhang wird es unumgänglich, wiederum auf die ambivalenten Möglichkeiten zu verweisen, durch die der Umgang mit psycho-aktiven Substanzen inneres Glück fördern, aber auch behindern kann.

Der Konsum psycho-aktiver Substanzen als Hindernis für das Glücklich-Sein
In unserer Kultur wird der Umgang mit psycho-aktiven Substanzen in der Regel als Risiko thematisiert, durch das inneres Glück weitgehend bedroht oder gänzlich unmöglich wird. Und in der Tat lassen sich Formen des Konsums finden, die ein positives Miteinander, Anerkennung, das Erleben von Wechselseitigkeit, Chancen für Selbstgestaltung, Möglichkeiten für Intimität sowie das Erleben von Identität, Generativität und Integrität stören oder sogar untergraben.

Diese negativen Effekte ergeben sich *erstens* daraus, dass der Substanzkonsum im Leben des Einzelnen einen Stellenwert bekommt, der ihn hindert oder einschränkt, sich auf eine ihm angemessene Art und Weise mit der Umwelt auseinanderzusetzen und die jeweils gestellten Reifungsaufgaben zu realisieren. Natürlich gibt es viele Gründe, die den Prozess der Reifung des Einzelnen behindern oder sogar unmöglich werden lassen (u. a. Behinderung, Krankheit, Unfälle, Schicksalsschläge, Vereinnahmung durch andere). In Zusammenhang mit einem Substanzkonsum ist jedoch hervorzuheben, dass der Konsum dem Einzelnen abgegrenzte Glücksmomente verschafft, die zunächst den mangelnden Erfolg in anderen Lebensbereichen und beim Realisieren anderer Aufgaben in gewisser Weise überdecken, aber eben nicht wirklich kompensieren können. Der Konsument muss weiterhin für viele andere Lebensbereiche erfahren, dass er hinter seinen potentiellen Möglichkeiten, Fähigkeiten und Erfahrungen zurückbleibt, er wichtigen anderen Neigungen, Begabungen und Interessen nicht nachkommt und diese nicht entwickelt. Insofern zeigen sehr persönliche Gefühle des Zurückbleibens, des Stillstandes oder sogar des Verlusts und Versagens dem Einzelnen an, dass er mit seinen Prioritäten nicht zu einer Übereinstimmung mit sich selbst finden kann. Statt Gefühle des Glücklich-Seins verbreiten sich Unzufriedenheit, Verbitterung und ein Unglücklich-Sein. Umfassendere innere Gefühle des Glücks, der Übereinstimmung mit sich selbst, der gefundenen „inneren Mitte“, ein „In-sich-Ruhen“ haben kaum Chancen, sich zu entfalten.

Negativ für die Entwicklung des inneren Glücklich-Seins wirken jedoch *zweitens* auch die eigenen Bewertungen oder die Reaktionen des sozialen Umfeldes auf die Tatsache, dass für den Erfolg eines bestimmten Tuns der Konsum psycho-aktiver Substanzen von zentraler Bedeutung war. In der Folge bleibt dem Konsumenten eine positive Bilanzierung und Rückmeldung verwehrt. Das Infragestellen künstlerischer Leistungen, die unter Drogeneinfluss zustande gekommen sind, die Abwertung sportlicher oder beruflicher Erfolge, die mit Rückgriff auf psycho-aktive Substanzen errungen wurden, und die Illusion erlebter Gemeinsamkeit, Wechselseitigkeit und persönlicher Ausstrahlung, deren Qualität wesentlich unter Zuhilfenahme von Substanzen entstanden ist, sollen als Beispiele dafür gelten, dass dem Einzelnen nicht allein die Anerkennung verweigert wird. Indem er eine weitere, nicht akzeptierte Form der Nicht-Übereinstimmung mit sich selbst lebt, kann er selbst auch nur bedingt wichtige innere Gefühle des Glücklich-Seins realisieren.

Negative Effekte für das Gefühl eines geglückten In-der-Welt-Seins drohen *drittens* auch, wenn sich das Bemühen um ein positives Miteinander, um Anerkennung usw. allein mit dem Umgang mit psycho-aktiven Substanzen verbindet; wenn sich alle Lebensäußerungen darum ranken und dem Einzelnen folgerichtig Gefühle des Glücklich-Seins nur aus dem Handeln in diesem Bereich zufallen können. Ein solcher Lebensentwurf kann glücken, wenn dabei mehr als nur das Leben als Konsument gelebt wird. Schon die kulturellen Urahnen der Ärzteschaft, die Medizinmänner und -frauen indigener Kulturen, aber auch die heutigen Gastwirte, Weinhändler, Verkäufer spezieller Spirituosen, Winzer, Brauer, Tabakbauern, Önologen und selbst die auf dem Schwarzmarkt agierenden Dealer präsentieren mit ihren Lebensentwürfen, dass sich Gefühle inneren Glücks durchaus einstellen können, wenn sich das Handeln in der Hauptsache um psycho-aktive Substanzen dreht – dann aber keineswegs allein in der Rolle als Konsument.

Nachdenkenswert: Für erfolgreiche Lebensentwürfe, die sich bei der Suche nach innerem Glück ausschließlich auf den Konsum psycho-aktiver Substanzen stützen, gibt es bis heute keine bekannten Beispiele.

Vielmehr verweisen die Alltagserfahrungen der Menschen in allen Kulturen und zu allen Zeiten darauf, dass Gemeinschaften und Sinnbezüge, die sich ausschließlich auf den Konsum beziehen und nicht durch darüber hinausgehen Bezüge gestützt werden, dem Einzelnen die erstrebten inneren Gefühle eines Glücklich-Seins nicht auf Dauer vermitteln (vgl. dazu u. a. Kupfer 2000).

Psycho-aktive Substanzen als Förderer des Glücklich-Seins?!

Aus den gegenwärtigen Debatten wird jedoch regelmäßig ausgeblendet, dass der praktizierte Alltag der Mehrheit der Menschen belegt, dass sich mit dem Substanzkonsum durchaus Gefühle inneren Glücks initiieren lassen. Diese können allerdings ob ihrer Kürze sehr vergänglich sein, wenn man beispielsweise an das wechselseitige Miteinander beim Anbahnen erster Kontakte zu fremden Menschen mit Hilfe eines Drinks oder eines gemeinsam gerauchten Joints, an die grandiose Geste des Einladens und Einen-Ausgebens bei Trinkgelagen, die euphorisierende Gemeinsamkeit (be-)rauschenden Festen oder das wortlose Sich-Verstehen der einsamen Zecher an einer nächtlichen Bar denkt.

Diese Glücksempfindungen sollen nicht wegen ihrer Kürze und schnellen Vergänglichkeit per se in Frage gestellt werden: Diese geringe Nachhaltigkeit teilen drogenbezogene Glücksgefühle auch mit anders ausgelösten Gefühlen von Glück. Es gehört zu allgemein geteilten Erfahrungen, dass viele Glücksmomente nicht lange andauern und es deshalb die Empfehlung gibt, den Augenblick immer voll auszukosten.

Nachdenkenswert: Problematisch sind die mit Substanzkonsum initiierten Glücksgefühle eher dann, wenn sie zur einzigen Variante für Glückempfindungen werden, Menschen dieses kurzzeitige Glück als Surrogat für länger andauerndes inneres Glück anstreben, dem naiven Glauben an Belastbarkeit und Langlebigkeit dieser Bezüge und Rückmeldungen unterliegen oder daraus nie eine stabile Basis für weitergehende Glücksansprüche entwickeln können.

Möglicherweise gerade wegen der besonderen Vergänglichkeit eines inneren Glücks, wird in unserer Kultur auf psycho-aktive Substanzen zurückgegriffen, um schon vorhandene Gefühle von „geglückt“ und „glücklich sein“ zu fördern, zu unterstreichen oder zu potenzieren.

Konsum psycho-aktiver Substanzen kann Glück unterstreichen

In diesem Zusammenhang kennt unsere Kultur zahlreiche Sitten und Bräuche zum Umgang mit Substanzen, die die feierliche Anerkennung von Personen und Werken, eine durch ein Fest gestärkte Gemeinsamkeit, ein durch gemeinsames Essen und Trinken gekröntes freudiges Miteinander, die Inszenierung liebevoller Intimität und Sexualität oder die Selbstdarstellungen als Kenner und Liebhaber edler Weine und Spirituosen u. ä. zulassen und fördern. In diesen Situationen wird der Konsum psycho-aktiver Substanzen in der Regel zu einer Begleitaktivität. Das heißt, dem Konsum wird kein zentraler Stellenwert für das Glücklich-Sein zugesprochen, denn die bereits vorhandenen Glücksgefühle löst er nicht ursächlich aus. Deshalb könnte auf den Substanzkonsum durchaus auch verzichtet werden. Allerdings ist der Substanzkonsum mit seiner kulturellen Inszenierung ohne Zweifel geeignet, inneres Glücksempfinden zu unterstreichen: Er trägt dazu bei, innezuhalten, die Dauer des Glücklich-Seins auszuweiten, sich dieses Gefühls zu vergewissern, den Moment auszukosten (!) und dabei auch praktisch alle Sinne einzubeziehen. Voraussetzung dafür ist allerdings die Fähigkeit, Substanzkonsum als Genuss inszenieren zu können.

7.4.2 Was das mit dem „geglückten Umgang mit psycho-aktiven Substanzen“ zu tun hat?

In ihrer Konsequenz bestätigen auch diese Überlegungen, dass der Konsum psycho-aktiver Substanzen nicht losgelöst von der Lebenswirklichkeit des Einzelnen betrachtet werden kann.

Nachdenkenswert: Die Maßstäbe für eine Bewertung als „geglückt vs. nicht geglückt“ sind immer mit Blick auf die jeweils entwickelten Möglichkeiten, Fähigkeiten und Erfahrungen des Einzelnen zu setzen. Insofern muss der Zusammenhang zwischen den sich biografisch ändernden Aufgaben der Reifung und dem unterschiedlichen Einfluss, den die praktizierten Konsumformen darauf haben können, den zentralen Anhaltspunkt für eine Beurteilung des Substanzkonsums des Einzelnen liefern.

Die Tatsache, dass sich die gestellten Entwicklungsaufgaben in den verschiedenen Lebensphasen unterscheiden und mit einem Substanzkonsum konkret auszutarieren sind, führt dazu, dass sich auch die Vorstellungen und Ideen zu einem geglückten Umgang mit psycho-aktiven Substanzen immer wieder ändern müssen. Notwendig wird deshalb eine permanente Auseinandersetzung mit einmal gesetzten Absichten und Auffassungen zu einem geglückten Konsum und eine kritische Reflexion dazu, ob diese weiterhin dem „Glücklich-Sein“ dienlich sind oder möglicherweise den Reifeprozess nun behindern oder torpedieren. Es bedarf dafür ausgeprägter Fähigkeiten, sich ein reales Bild von der Wirklichkeit machen zu können. Dies wird zur Voraussetzung, um notwendige Korrekturen rechtzeitig vorzunehmen. Oberstes Ziel dieser Abwägungen ist, zu verhindern, dass das Leben nicht mehr so gelingt, wie es der Einzelne im Grunde will: Es nicht mehr in positiven Bahnen läuft bzw. als nicht mehr zufriedenstellend empfunden wird.

Ein Konsum kann als geglückt gelten, wenn dem Einzelnen *erstens* weiterhin alle Möglichkeiten offen stehen, durch Auseinandersetzung, Entwicklung und Reifung zu einer Übereinstimmung mit sich selbst zu finden. Dieser Prozess gelingt allein in der Rolle eines Konsumenten in der Regel nicht zufriedenstellend.
Geglückt ist ein Konsum *zweitens*, wenn der Einzelne zugleich für die ihm zufallenden vielfältigen Möglichkeiten für Glück offen bleibt, d. h. diese

wahrnehmen und genießen kann. Insofern braucht der Umgang mit psycho-aktive Substanzen insbesondere dann Aufmerksamkeit, wenn Gefühle von „geglückt“ und „glücklich sein“ durch Substanzkonsum initiiert, befördert, unterstrichen oder potenziert werden sollen.
In diesem Zusammenhang schafft das Anerkennen der Tatsache, dass bestimmte Inszenierungen des Konsums geeignet sind, innere Glücksgefühle auszulösen, die Chance, eine Auseinandersetzung über die Möglichkeiten, Grenzen, naiven Deutungen und Missverständnisse eines solchen Substanzkonsums zu führen. Zudem öffnet es den Blick für die besondere Rolle der Fähigkeit des Konsumenten zu Selbstreflexion und Selbstkritik in Bezug auf die Entwicklung geglückter Umgangsweisen mit psycho-aktiven Substanzen. Diese Fähigkeiten schützen den Konsumenten davor, sich dem Selbstbetrug hinzugeben, ausbleibende innere Glücksgefühle durch Substanzkonsum kompensieren zu können. Die ehrliche Reflexion sehr persönlicher Gefühle des Zurückbleibens, des Stillstandes oder sogar von Verlust und Versagen werden zur Basis, rechtzeitig und umfassend Korrekturen in Bezug auf den Umgang mit Substanzen vornehmen zu können.
Drittens lenkt das Verständnis dafür, dass die Menschen ihren Glücksgefühlen mit Hilfe des Substanzkonsums eine stärkere Kontur geben und diese auskosten wollen, die Suche auf gekonnte Inszenierungen, die diesem Wunsch entgegen kommen und helfen, das Glücklich-Sein in vollen Zügen zu genießen.

7.5 „Sich inneres Glück schaffen“

7.5.1 Das Glück durch Konsum aktiv erstreben?

Nach dem Motto: „Jeder ist seines Glückes Schmied“ existiert in unserer Kultur schon lange die ausdrückliche Aufforderung und besondere Würdigung, sich durch aktives Tun zielgerichtet um sein glückliches In-der-Welt-Sein zu bemühen; dies also weder dem Zufall zu überlassen, noch für sein persönliches Glück andere Menschen in den Dienst zu nehmen, sondern eigene Energien und Anstrengungen dafür einzusetzen. *„Wie aber gelingt es, Glück als aktiven Sein-Modus zu finden? Ich denke, dies geschieht durch ganzheitliche und allseitige Entfaltung. Ganzheitlich ist die Entfaltung dann, wenn der Mensch sich leiblich, psychisch, sozial/intersubjektiv, kulturell und sinnhaft so entwickelt, dass er hemmende Faktoren ausschließt und fördernden Faktoren Raum gibt. Allseitige Entwicklung wiederum bedeutet, sich mit allen Erscheinungen der Wirklichkeit auseinander zu* *setzen...“ (Noack 2006, S. 205)* Wird diesen Gedankengängen gefolgt, rückt in das Interesse die Art des Glücks, die zielgerichtet mit Hilfe oder sogar durch den Umgang mit psycho-aktiven Substanzen angestrebt wird.

Die zwei Seiten einer Medaille

Die oft beschworene Schattenseite

In der Antwort auf die Frage, wie das aktive Streben nach Glück durch den Umgang mit psycho-aktiven Substanzen tangiert wird, lassen sich wiederum zwei Seiten einer Medaille aufzeigen: Ohne Zweifel existiert die in heutigen Diskursen vielfach beschworene Schattenseite, sich durch einen übermäßigen oder unpassenden Konsum selbst um Chancen für eine ganzheitliche und allseitige Entwicklung zu bringen. In der Alltagspraxis lassen sich immer Beispiele dafür aufzeigen, dass der Konsum psycho-aktiver Substanzen den Menschen behindern kann, sich physisch, psychisch und sozial zu entwickeln. Dies insbesondere, wenn der Substanzkonsum Ausgangpunkte und Voraussetzungen für seine Entwicklung nachhaltig zerstört oder wenn im Konsum verweilt wird und weitere Entwicklungsmöglichkeiten nicht gesucht, sich bietende Gelegenheiten nicht rechtzeitig ergriffen, nicht umfassend genutzt oder unwiederbringlich verpasst werden. In diesem Sinne kann als „nicht-geglückter“ Substanzkonsum gelten, wenn sich dadurch eine ganzheitliche und allseitige Behinderung mit vielseitigen Benachteiligungen entwickelt; statt Glücklich-Sein, Gefühle von Unzufriedenheit, Bitterkeit – kurz Unglücklich-Sein – dominieren.

Die oft ignorierte Seite des Lichts

Neben dieser Schattenseite gibt es jedoch die Möglichkeit, über Substanzkonsum die eigene Entwicklung zu fundamentieren oder sogar zu bereichern. Verwiesen sei in diesem Zusammenhang auf Therapien, die physische Einschränkungen mildern (z. B. Schmerzbekämpfung), die psychische Störungen und damit einhergehende, psychische und/oder soziale Behinderungen reduzieren (z. B. Depressionen, Aufmerksamkeitsdefizitsyndrom) oder erst neue Spielräume für persönliche Entwicklung schaffen (z. B. Substitution oder Originalstoffvergabe bei abhängigen Konsummustern).
Schließlich unterstreichen Lebensentwürfe und Erfahrungen, dass sich psycho-aktive Substanzen nutzen lassen, um Erkenntnisprozesse, Inspiration oder ein neues Verstehen zu ermöglichen, religiösen Bedürfnissen nachzugehen, gewinnbringende Einsichten anzustoßen sowie Erfahrungen zu eröffnen, die dem Alltagsbewusstsein gewöhnlich verschlossen bleiben (vgl. u. a. Hartmann 1974, Leuner 1981, Hofmann 1993, Siegel 1995, Zehentbauer 2000).

Nachdenkenswert: Bis heute werden über den Konsum psycho-aktiver Substanzen initiierte Erkenntnisprozesse und deren Beitrag zur persönlichen Entwicklung kaum wahrgenommen, in ihrer Bedeutung selten anerkannt, eine danach strebende Praxis eher unterbunden oder diskreditiert und schon gar nicht gewürdigt.

In dem Bemühen, das Phänomen des „geglückten Konsums“ zu beschreiben und mit seinen vielen verschiedenen Aspekten aufzuzeigen, muss sich der Blick auch diesen positiven Seiten einer Konsumpraxis zuwenden und deshalb folgerichtig die bisher praktizierte Tabuisierung und Diskreditierung derartiger Erfahrungen aufbrechen.

7.5.2 Was das mit dem „geglückten Umgang mit psycho-aktiven Substanzen“ zu tun hat?

Wird das aktive Streben der Menschen nach Glück in Verbindung mit psycho-aktiven Substanzen betrachtet, kann von einer Grundannahme ausgegangen werden: Es entspricht der Logik menschlichen Handelns, dass jeder Konsument nach einem für ihn geglückten Umgang mit psycho-aktiven Substanzen strebt, weshalb die möglichen negativen Effekte, Einschränkungen und sogar Behinderungen eher ungewollte Nebeneffekte sind. Wer konsumiert schon Substanzen, damit es ihm schlecht geht? Selbst bei körperlicher und psychischer Abhängigkeit realisiert der erneute Konsum immer zunächst das aktuelle Bedürfnis, die sich einstellenden akuten Beschwerden abzuwenden – eine Bedrängnis, hinter der die erst später wieder relevanten oder sogar potenzierten Folgeprobleme zurücktreten.

Ziele und Strategien nötig

Wird also der Umgang mit psycho-aktiven Substanzen unter dem Aspekt betrachtet, wie er zum aktiven Streben der Menschen nach einem „Glücklich-Sein“ passt, zeigt sich *erstens*, dass es klare Vorstellungen davon braucht, was für den Einzelnen ein erstrebenswerter Konsum ist und wie dazu gekommen werden kann! Hierzu verweisen die alltäglichen Erfahrungen auf eine problematische Situation: Oft unterbleibt das notwendige Reflektieren und Entwickeln von Zielen und Handlungsstrategien in Bezug auf Substanzkonsum selbst dann, wenn der Einzelne der normativen Aufforderung nach „Abstinenz“ nicht folgen will. Obwohl er also Alternativen entwickeln müsste, werden diese Prozesse kaum zielgerichtet in Angriff genommen. In diesem Sinne hat das diktatorisch vorgegebene Ziel „Abstinenz“ zu einem verhängnisvollen Denkverbot geführt, durch das sich Konsumenten eher ziellos einer Pharmakologie ausliefern, als dass sie mit dieser gezielt umgehen.

Wissen um Möglichkeiten für Erkenntnisgewinn

Zweitens ist in unserer Kultur das Wissen um einen bereichernden Umgang mit psycho-aktiven Substanzen und dessen Einbindung in die Lebenspraxis in der Regel verloren gegangen. Deshalb fehlen vielen derartigen Expeditionen eine zielführende Sinngebung, gekonnte Anleitung und Begleitung sowie sozialer Raum und Zeit. Es erweist sich zudem als problematisch, dass ehemals vorhandene überlieferte Ritualisierungen verloren gegangen sind oder infrage gestellt wurden und neue Muster und kulturelle Regelungen nicht entstanden sind bzw. in ihrem Entstehen behindert werden. In der Folge sind in den Vorstellungen und Erwartungen an den Substanzkonsum Ziele, wie die nach persönlicher Entwicklung und Erkenntnis, kaum noch verankert und kultiviert; fehlen sowohl den Konsumenten als auch den begleitenden Nichtkonsumenten vielfach entsprechende Zwecksetzungen für den Konsum und schließlich sind auch kaum Fähigkeiten verbreitet, aktiv dafür agieren zu können. In der Folge stellen sich derartige Impulse eher zufällig ein. Damit ist das Risiko des Scheiterns jedoch unübersehbar.

Nachdenkenswert: Mit Blick auf das Ziel, einen „geglückten Konsum psycho-aktiver Substanzen“ zu ermöglichen und zu fördern, gilt es zunächst anzuerkennen, dass Menschen über psycho-aktive Substanzen zu Anregungen, Einsichten und außergewöhnlichen Erfahrungen streben, die sich im Alltag in der Regel nicht oder nicht mit dieser Dynamik erschließen lassen. In diesem Zusammenhang ist eine Auseinandersetzung dazu zu führen, welche Impulse der Substanzkonsum für die persönliche Entwicklung geben kann und wofür diese Effekte nutzbar sind. So kann schließlich auch Erwartungen entgegen getreten werden, die überhöht oder unrealistisch sind.

Zu thematisieren ist zugleich, welche Bedingungen und Voraussetzungen gegeben sein müssen, um sich die angestrebten bereichernden Effekte eines Substanzkonsums auch tatsächlich erschließen zu können. Schon die alten Drogenkulturen verweisen darauf (vgl. u. a. Taeger 1988, Eliade o.J., Walsh 2000), dass es durchaus hilfreich und nützlich ist, institutionalisierte und ritualisierte Rahmenbedingungen zu schaffen, in denen die Menschen nicht nur bei ihrer Suche nach außergewöhnlichen Erfahrungen begleitet und unterstützt werden, sondern auch Reflexionsmöglichkeiten, Austausch und Hilfe erhalten, diese besonderen Erfahrungen zu verarbeiten, in einen Bezug zu ihrer aktuellen Lebenspraxis zu setzen und auf eine Weise zu integrieren, durch die der Alltag schließlich als gelungen und geglückt erfahren werden kann.

7.6 „Glück schenken“ und „beglückt werden“ und der Substanzkonsum

7.6.1 Durch Konsum anderen Glück schenken?!

Zu den vielen, bis heute praktizierten Kulturtechniken, mit denen Menschen ihre sozialen Beziehungen aktiv gestalten, gehört das Schenken. Dabei treten der Schenkende und der Zu-Beschenkende durch das Übertragen von materiellem Eigentum oder/und emotionaler Zuwendung zueinander in Beziehung. Viele Formen des Schenkens können als vorwiegend altruistisches Handeln beurteilt werden, in dessen Mittelpunkt allein das Bedürfnis steht, Interesse, Zuneigung, Freundschaft oder Liebe, Sorge und Fürsorge des Schenkenden gegenüber dem Zu-Beschenkenden zum Ausdruck zu bringen. Die Sachlage, über altruistisches Schenken Beziehungen zu gestalten, lenkt die Aufmerksamkeit auf einen weiteren Gesichtspunkt, unter dem das Phänomen „eines geglückten Umgangs mit psycho-aktiven Substanzen betrachtet werden kann.

Nachdenkenswert: Die ambivalenten Seiten des Umgangs mit psycho-aktiven Substanzen beherbergen zweifellos die Möglichkeit, dass der Konsum destruktive und zerstörerische Formen annimmt. Diese Destruktivität kann sich zum einen gegen das soziale Umfeld richten, indem die Folgen des Konsums die Freiheit der anderen einschränken und/oder deren Arbeit, Sexualität, Emotionalität, Liebe und Dasein ausbeuten. Zerstörerische Resultate des Konsums können sich aber auch gegen die Natur, sowohl die äußere als auch die innere Natur des Menschen wenden, indem diese nur benutzt, nicht gepflegt, rücksichtslos angeeignet, ausgebeutet oder sogar zerstört wird.

Durch die Einbindung des Einzelnen in die Gemeinschaft können die Effekte eines zunächst nur auf das Individuum zielenden Substanzkonsums fast immer auch bei anderen Chancen für Glück untergraben.
In Anbetracht dieser Zusammenhänge hat der Konsument die Verantwortung, die potentiell destruktiven Seiten, die der Konsum für die Mitmen-

schen als auch für die eigene innere und äußere Natur haben kann, wahrzunehmen, zu bedenken und diese bei der Gestaltung des Umganges mit psycho-aktiven Substanzen fürsorglich (für andere und für sich selbst) in Rechnung zu stellen.

7.6.2 Was das mit dem „geglückten Umgang mit psychoaktiven Substanzen" zu tun hat?

Interessen der anderen kalkulieren

Anderen mit seinem Substanzkonsum Glück zu schenken, bedeutet, den Menschen des sozialen Umfeldes die Gewissheit zu geben, dass ihnen sowohl in der konkreten Konsumsituation als auch mit Blick auf längerfristige Entwicklungen keine Ängste und Nöte für das eigene physische, psychische und soziale Wohlergehen drohen; sie keine Aggressionen, Gewalttätigkeiten, Übergriffe, Verletzungen, Unfallgefährdungen usw. fürchten müssen. Anderen Gefühle des Glücks zu schenken, heißt darüber hinaus auch, diese am potentiell möglichen Gewinn des Konsums zu beteiligen, indem sie auch als Nichtkonsumenten in die Heiterkeit, Gelöstheit und umspannende Gemeinsamkeit eines zelebrierten Konsums einbezogen werden, von den positiven Effekten für den Konsumenten beispielsweise in Form von Erkenntnisgewinn, Einsicht, Impulsen oder sogar Voraussetzungen für persönliche Entwicklung profitieren und die Sicherheit erfahren, in ihren eigenen Bestrebungen und mit ihren eigenen Bedürfnissen und Interessen durch die Konsumenten respektiert und berücksichtigt zu werden.

Nachdenkenswert: Ein geglückter Substanzkonsum setzt die Bereitschaft und die Fähigkeit voraus, ein gewisses Maß an Einschränkungen in der persönlichen Freiheit hinzunehmen und das Maß individueller Unfreiheit zu akzeptieren, das sich aus den Ansprüchen der anderen an deren Freiheit ergibt.

Mit einem Konsum, der die Interessen der anderen fürsorglich kalkuliert und die Chancen anderer für Glück anerkennt und respektiert, kann sich auch der Konsumenten selbst Glück erschließen: Die Freude, bei anderen Glücksmomente ausgelöst zu haben, ermöglicht dem Konsumenten Zufriedenheit, ansteckende Lebensfreude, gemeinsame Verbundenheit, solidarische Wechselseitigkeit, inspirierende Anerkennung u. ä. Insofern können aus Begegnungen zwischen einander respektierenden und sich achtenden Menschen gegenseitige Gefühle des Glücklich-Seins entspringen.

Für einen geglückten Umgang mit psycho-aktiven Substanzen gilt deshalb, dass sowohl von den Konsumenten als auch von den Nichtkonsumenten respektiert wird, dass jeder Mensch ein Recht auf Menschenwürde hat. Daraus ergibt sich die Akzeptanz, dass jeder auf seine Weise nach Glück strebt und glücklich ist. Wenngleich sich dieses Streben nur begrenzt normieren lässt, basiert es im Grundsatz auf dem Respekt vor der Unersetzbarkeit und Unwiederholbaren der individuellen Existenz des Einzelnen, für die auch bei der Gestaltung des Umgangs mit psycho-aktiven Substanzen Sorge und Fürsorge zu tragen ist.

Vor diesem Hintergrund muss das Bemühen um einen geglückten Umgang mit psycho-aktiven Substanzen *erstens* dahin wirken, Menschen mit ihren Bedürfnissen nach psycho-aktiven Substanzen nicht per se zu diskriminieren, zu pathologisieren und in eine Position zu manövrieren, in der ihnen die Fähigkeiten zu sozialer Verantwortung in Abrede gestellt und unbesehen ein Anspruch auf Unterordnung unter Interessen anderer formuliert wird. Erst die gleichberechtigte Begegnung zwischen Konsumenten und Nichtkonsumenten ermöglicht die besondere Dynamik, anderen über eine verantwortliche Gestaltung des Konsums Glück zu schenken und sich selbst daraus Gefühle von Glück zu erschließen. Gerade diese Reziprozität bewirkt eine Bekräftigung des Strebens, den Konsum auch weiterhin fürsorglich zu gestalteten.
Zweitens sind Konsumenten aber auch Nichtkonsumenten zu der Erkenntnis zu befähigen, dass der Umgang mit psycho-aktiven Substanzen selten ein individueller Akt ist, sondern eher als ein soziales Ereignis verstanden werden muss. Als dieses geht es alle Beteiligten an und von allen aus. Der Einzelne bleibt auch mit seinem Substanzkonsum fest in seine sozialen Lebensbezüge eingebettet. Insofern nimmt der Konsum auf die Lebensumstände Einfluss, wie auch die konkreten Konsumumstände Gewicht bei den Effekten des Konsums erhalten. Im Rahmen des Wirkens für einen geglückten Konsum gilt es deshalb, die Menschen dahin zu fördern, dass sowohl Konsumenten als auch beteiligte Nichtkonsumenten die soziale Einbettung des Umganges mit psycho-aktiven Substanzen verantwortungsbewusst in den Blick nehmen und in ihrem Handeln kalkulieren. Nötig sind zugleich Fähigkeiten, mit denen es allen Beteiligten gelingt, dem Substanzkonsum so zu gestalten, dass andere in ihrem physischen, psychischen und sozialen Wohlbefinden nicht eingeschränkt, gefährdet oder verletzt werden und das soziale Miteinander unbeschadet bleibt bzw. davon sogar profitiert.

Drittens gilt es die Bereitschaft und Fähigkeit zu entwickeln, über den Konsum erfahrene Glücksmomente sowohl mit Konsumenten als auch mit Nichtkonsumenten zu teilen und an andere weiterzugeben. Dies kann beispielsweise in Form von Angeboten an Wissen, Erfahrungen und Hilfestellungen erfolgen, die für einen geglückten Konsum nötig sind.
Viertens ist die Bereitschaft zu fördern, sich der Pflichten gegenüber sich selbst und gegenüber anderen bewusst zu werden und die Fähigkeiten zu entwickeln, diesen Einsichten auch nachkommen zu können.
Vor diesem Hintergrund kann der Konsum dann als geglückt gelten, wenn durch den Umgang mit psycho-aktiven Substanzen die Glücksansprüche anderer nicht torpediert werden, sondern auch anderen zu Gefühlen des Glücklich-Seins verholfen werden kann.

7.7 „Der geglückte Konsum" eine hilfreiche Kategorie für die Auseinandersetzung um erstrebenswerte Ziele im Umgang mit psycho-aktiven Substanzen

Die Zusammenschau unterstreicht, dass es sich in vielerlei Hinsicht als produktiv erweist, den Umgang mit psycho-aktiven Substanzen mit einem Nachdenken über Glück bzw. Glücklich-Sein zu verbinden:

Drogenerziehung ist mehr als Stoffkunde

Erstens lassen sich daraus sehr verschiedene Aspekte, Facetten und Maßstäbe ableiten, wie ein akzeptabler und damit erstrebenswerter Konsum in der Gesellschaft als Ganzes, in der Gemeinschaft und bezogen auf das individuelle Dasein des Einzelnen aussehen kann. Die dabei aufgezeigten Gesichtspunkte, unter denen der Umgang mit psycho-aktiven Substanzen zu betrachten, abzuwägen und zu gestalten ist, verdeutlichen nachdrücklich, dass ein geglückter Substanzkonsum in Auseinandersetzung mit höchst komplexen Sinnfragen menschlichen Daseins, im Nachdenken zu Deutungen für ein gelingendes Leben und in Abwägung von Individuellem und Sozialem erfolgen muss. Insofern ist denjenigen zuzustimmen, die beispielsweise mit Blick auf eine pädagogische Praxis zur Förderung eines geglückten Substanzkonsums auf Ähnlichkeiten mit sexualpädagogischen Ansätzen verweisen, in der es längst nicht nur um „Bau und Funktion der Geschlechtsorgane" geht, sondern um weit komplexere Fragestellungen, die das Dasein der Menschen, Sinnfragen und Orientierungen für ein gelungenes Leben betreffen. Auch Strategien zur Verminderung von Drogenproblemen greifen viel zu kurz, wenn sie sich auf „Stoffkunde" beschränken, nur die möglichen (problematischen) gesundheitlichen Effekte des Substanzkonsums thematisieren oder verbreitete Ressentiments ohne Chance auf Diskussion und Widerspruch transportieren.

Balance zwischen Individuum und Gemeinschaft

Zweitens zeigt sich, dass es durchaus möglich ist, Kriterien für einen sozial und persönlich akzeptierbaren Substanzkonsum zu entwickeln, die sich von den bisher dominierenden, defizitorientierten und medizinischen Leitideen verabschieden, in denen vielfach der Wert „Gesundheit" mit geradezu diktatorischer Gewalt zum ausschließlichen Orientierungspunkt avanciert. Nachvollziehbar wird, dass sich unter Bezugnahme auf die Kategorien „Glück" und „Glücklich-Sein" Muster entwickeln lassen, mit denen sich der Substanzkonsum weit umfassender thematisieren lässt. Dabei verbleibt der Bezugspunkt für Orientierungen und Wertungen nicht auf den egoistischen Interessen und Bedürfnissen des Einzelnen. Betont werden vielmehr sowohl soziale als auch individuelle Dimensionen des Substanzkonsums. Mit der Kategorie „geglückter Umgang mit psycho-aktiven Substanzen" wird ausdrücklich auf die Tatsache verwiesen, dass das Glück des Einzelnen nicht ohne Gemeinschaft gedacht werden kann: Auch in der modernen Gesellschaft bleibt das Individuum nicht nur auf die Solidarität der Gemeinschaft angewiesen. Zu seinem Glück braucht der Einzelne darüber hinaus auch weiterhin eine Einbindung in und die Stützung durch die Gemeinschaft. Insofern ist auch der Umgang mit psycho-aktiven Substanzen ein Handeln, das nicht allein den egoistischen Interessen eines, allein auf sich bezogenen Individuums folgen kann. Dieser Grundgedanke zieht sich deshalb durch jede einzelne Facette eines Umgangs mit psycho-aktiven Substanzen, der als „geglückt" gelten kann.

Lebenslang eine Aufgabe

Drittens lässt sich mit dem Begriff „geglückter Umgang mit psycho-aktiven Substanzen" zugleich die Subjektivität der jeweils getroffenen Entscheidungen differenziert nachzeichnen. In diesem Zusammenhang ist daran zu erinnern, dass der Grundwiderspruch menschlicher Existenz, sich einerseits selbst zu bestimmen, sich aber andererseits immer auch in die soziale Ordnung einfügen zu müssen (vgl. Noack 2006, S. 206), zweifellos auch für den Substanzkonsum gilt. Bisher wurde diese Ambivalenz jedoch aufgelöst, indem mit Rückgriff auf Expertenmeinungen normierende und reglementierende Vorgaben zum Substanzkonsum abgeleitet wurden, die in der Regel auf individuellen Verzicht, Askese und Einschränkung orientieren. Der Einzelne hat in Fragen der Gestaltung seines Substanzkonsums kaum einen Spielraum für eigene Entscheidungen, sondern ist der Kontrolle bei der Einhaltung dieser Normen ausgesetzt, im Falle von Nichteinhaltung gegebenenfalls sogar durch eine Sanktionierung gefährdet. Mit dem Konstrukt

„geglückter Umgang mit psycho-aktiven Substanzen" geraten nunmehr die zahlreichen individuellen Nachdenklichkeiten, Abwägungen, Entscheidungen und Regulierungsversuche zu einem durchaus ambivalenten Tun in den Blick. Dieses ist durch vielfältige, notwendigerweise auch vorzunehmende Einschränkungen und wechselnde Bedingungen permanent zu hinterfragen, so dass die Entscheidungsfindung als Aufgabe immer wieder neu gestellt ist.

Nachvollziehbar wird zugleich, dass die zu treffenden Entscheidungen in Bezug auf einen geglückten Substanzkonsum rein individuell sind – jeder muss diese für sich selbst treffen. Sie können in ihrer Ausrichtung und Gestalt kaum von außen vorgeschrieben werden. Folgerichtig muss jeder seinen eigenen Weg zu einem geglückten Umgang mit psycho-aktiven Substanzen finden. Die Tatsache, dass sich einmal getroffene Entscheidungen zum Substanzkonsum immer wieder ändern müssen, weil sich auch die im Laufe des Lebens gestellten Anforderungen und Lebensumstände wandeln, unterstreicht zusätzlich die engen Grenzen einer sinnvollen Normierung.

Das Recht auf das kleine private Glück

Mit der gewählten Begrifflichkeit „geglückter Umgang" soll *viertens* ausdrücklich betont werden, dass den Menschen das Recht zusteht, Entscheidungen zu treffen, die zum Glück durch freudvolles, angenehmes, genuss- und lustvolles Tun verhelfen. Zweifellos ließen sich durch generalisierte Strategien und repressive Forderungen nach Abstinenz und Verzicht jegliche Gefährdungen durch den Konsum psycho-aktiver Substanzen ausschließen. Eine Null-Risiko-Empfehlung erlegt den Menschen jedoch den Verzicht auf vielfältige Genuss- und Glücksmomente auf, die in Relation zu den Gefahren, die als Restrisiko eines gekonnten Umgangs mit diesen Substanzen bestehen, kaum angemessen sind und in der Regel von den Menschen auch nicht akzeptiert werden. Mit diesen Folgen gehen selbst von einer Null-Risiko-Empfehlung wiederum Gefahren für das physische, psychische und soziale Wohlbefinden aus.

Das Recht auf soziale Unterstützung und Hilfe

Die hohen Ansprüche an das Wissen um Aspekte und Perspektiven für einen geglückten Umgang mit psycho-aktiven Substanzen und die voraussetzungsreichen Fähigkeiten für eine erfolgreiche Umsetzung der dazu getroffenen Entscheidungen legen *fünftens* nahe, den Einzelnen damit nicht allein zu lassen, sondern unterstützende und helfende Angebote zu offerieren. Die bisherigen Strategien beschränken sich darauf, dass Experten den rechten Weg zu einem gesellschaftlich gewollten Substanzkonsum – in der Regel Abstinenz – weisen, der jedoch vielfach die Bedürfnisse und Vorstellungen der Menschen zu einem geglückten und zufriedenstellenden Umgang mit psycho-aktiven Substanzen ignoriert. Wird jedoch der „geglückte Umgang mit psycho-aktiven Substanzen“ zum Ziel für Strategien zur Verminderung von Drogenproblemen, dann schält sich ein Bedarf an Angeboten für Begleitung, Reflexion, Klärung und Unterstützung heraus, die im wesentlichen Impulse für Förderung, Befähigung und Entwicklung geben. Dem Paradigma „geglückter Umgang mit psycho-aktiven Substanzen“ widersprechen damit Hilfeangebote, die konkrete Handlungsmuster zum Substanzkonsum vorgeben und dem Einzelnen kein anderes Handeln zubilligen, als diese Vorgaben buchstabengetreu zu befolgen. Die Absurdität eines Festhaltens an derartigen paternalistischen Ansätzen zur Verhinderung von Drogenproblemen ergibt sich jedoch vor allem daraus, dass solche Vorgaben ihr Versprechen auf Glück in der Regel nie halten können: Kein Außenstehender kann sagen, was Glück für den einzelnen Menschen ist. Solche Wertungen und die dafür nötigen Entscheidungen können nur durch den Einzelnen selbstbestimmt und autonom getroffen werden. Folgerichtig können sich Angebote an Hilfe und Unterstützung nur darauf beschränken, dem Einzelnen dabei behilflich zu sein, selbst Muster für einen geglückten Substanzkonsum zu entwickeln und seinen Weg dorthin zu finden. Derartige Hilfeangebote sind ohne Anerkennung, Einbezug und Stärkung der emanzipatorischen Ansprüche und Inklusionsbedürfnisse der Menschen undenkbar.

7.8 Nach- und Weiterlesenswert:

Barsch, G. (2008): Lehrbuch Suchtprävention. Von der Drogennaivität zur Drogenmündigkeit. Geesthacht

Dollinger, B.: Zur sozialen Kontrolle in der „Kontrollgesellschaft“: Das Beispiel Drogenkonsum. In: Kriminologisches Journal, 33, Jg. 2001, Heft 2, S. 89-101

Eliade, M. (o.J.): Schamanismus und archaische Ekstasetechniken, Zürich/Stuttgart

Engels, F. (1962): Dialektik der Natur: Anteil der Arbeit an der Menschwerdung des Affen. In: Karl Marx/Friedrich Engels-Werke. Berlin. Band 20. Berlin/DDR. 1962, S. 444-455

Erikson, E. H. (1995): Kindheit und Gesellschaft. Stuttgart

Gölz, J. (1995): Der drogenabhängige Patient: Handbuch der schadensminimierenden Strategien, München

Hartmann, R. P. (1974): Malerei aus dem Bereich des Unbewussten – Künstler experimentieren mit LSD, Köln

Hofmann, A. (1993): LSD – mein Sorgenkind: Die Entdeckung einer Wunderdroge, München
Kemmesies, U. (2004): Zwischen Rausch und Realität. Drogenkonsum im bürgerlichen Milieu. (unter Mitarbeit von Werse, B.), Wiesbaden
Kluckhohn, F. R./Strodtbeck, F. L. (1961): Variations in Value Orientations. Evanston, Illinois
Kolte, B., Schmidt-Semsich, H. (2005): Kontrollierter Drogenkonsum – ein prekäres Paradigma. In: Legnaro, A./Schmieder, A. (Hg.): Kontrollierter Drogenkonsum – Drogenkonsum als Lebenskontrolle, Jahrbuch Suchtforschung, Bd. 5, Münster, Hamburg, London
Konturen 6(2004): Kontrollierter Substanzgebrauch: Tabu oder klinische Realität mit Beiträgen von Gaßmann, Wolffgramm, Körkel, Drinkmann, Klingler, Schippers & Cramer
Kupfer, A. (2000): Göttliche Gifte – Kleine Kulturgeschichte des Rausches seit dem Garten Eden. Stuttgart
Leuner, K. (1981): Halluzinogene – psychische Grenzzustände in Forschung und Psychotherapie, Bern
Loosen, W. (2002): Konsum kontrollierbar – Kontrollierter Konsum: Suchttherapie jenseits des Abstinenzparadigmas? In: Konturen 3(2002)23., S. 10-12
Marx, K. (1988): Ökonomisch-philosophische Manuskripte vom Jahre 1844, Einleitung und Anmerkungen von Joachim Höppner, 4. Aufl., Leipzig
Noack, W. (2006): Das Glück als zentrale Kategorie der Sozialen Arbeit. In: Soziale Arbeit 6(2006), S. 202-208
Noelle-Neumann, E. (1997): Wertewandel in der öffentlichen Meinung. In: Lübbe, H., Noelle-Neumann, E., Repnik, H.-P. (Hrsg.): Werte im pluralistischen Staat. St. Augustin, S. 7-16
Siegel, R. K. (1995): Halluzinationen: Expeditionen in eine andere Wirklichkeit, Frankfurt/a. M.
Taeger, H.-H. (1988): Spiritualität und Drogen, Markt Erlbach
Walsh, R.N. (2000): Der Geist des Schamanismus, Frankfurt/a.M.
Wienberg, G., Driessen, M. (Hrsg.) (2002): Auf dem Weg zur vergessenen Mehrheit - Innovative Konzepte für die Versorgung von Menschen mit Alkoholproblemen, Bonn
Zehentbauer, J. (2000): Körpereigene Drogen, München/Zürich

Ausblick

Mit dem vorliegenden ersten Band des Buches „Drogen und soziale Praxis" sind wesentliche Begriffe vorgestellt und diskutiert wurden, die für eine Auseinandersetzung mit dem Drogenthema wichtig sind. Dabei wurde immer wieder auf die Paradigmen und Menschenbilder akzeptierender Drogenforschung und Drogenpraxis Bezug genommen und daraus nicht nur kritische Einwände zu vielen, heute noch oder wieder aktuellen Leitideen abgeleitet. Schon aus diesen Diskussionen lassen sich immer auch Konsequenzen und Anregungen ableiten, die für die Auseinandersetzung und die unmittelbare praktische Arbeit hilfreich sein können.

Aufbauend auf diesen grundsätzlichen Klärungen wird der zweite Band des Lehrbuches konkrete Fragestellungen der Praxis von Sozialarbeit, Sozialpädagogik, Erziehungswissenschaften und politischer Entscheidungsfindung aufgreifen und darstellen, wie sich eine akzeptierende Praxis in den Bereichen von Drogenerziehung, Drogenhilfe und Drogenpolitik wiederfindet.